おうちで食べる!
飲み込みが困難な人のための食事づくり Q&A

江頭 文江 著

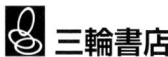

はじめに

　在宅療養生活において，高齢者にとって「口から食べる」ということは楽しみの一つであるといわれています。一方で，噛むことや飲み込む機能が低下してくると，食べたいものをそのまま食べることが難しくなり，誤嚥性肺炎や窒息などのリスクも高くなります。さらに，在宅生活の中で，嚥下食作りは1日3食365日であり，かつ一般の食事に比べ手間もかかり，介護をしていくうえで大きな負担にもなり得ます。

　前著の「在宅生活を支える！これからの新しい嚥下食レシピ」は，従来から病院や施設で提供されてきた「きざみ食」や「濃いとろみ」について再考していただくために，嚥下食調理についての新しい概念や工夫の仕方について提案してきました。この段階よりもさらに重度の嚥下障害がある方は，ミキサーにかけペースト状にする，ゼリーやムース状に固める，とろみをつけるなどの工夫が必要ですが，病院から退院し，自宅で調理してみると，どんなミキサーを選んだらよいのか，どの程度ミキサーにかけたらいいのか，食材が違うとでき上がりが違うようだ，など迷うことばかりで，介護者自身が試行錯誤しながら実践しているのが現状です。1つの食材，例えば「パン」をとっても，どんなパンを選んだらいいのか，どんなふうに調理をすると嚥下食になるのか，調理の過程のポイントは？　そのレシピは？　と，疑問は広がっていきます。

　本書では，ペースト状にしたり，ゼリーやムース状に固めたりするために必要な調理知識やそのノウハウを，実験的な視点も交えて記しています。独居や2人世帯など，世帯数が少なくなってきている中で，手作りの食事だけではなく，お総菜や加工食品からの嚥下食への展開もイメージしています。毎日の訪問栄養指導の実践の中でいただく多くの質問を整理し，Q&Aも充実させました。1つのレシピをみて別のレシピにも応用

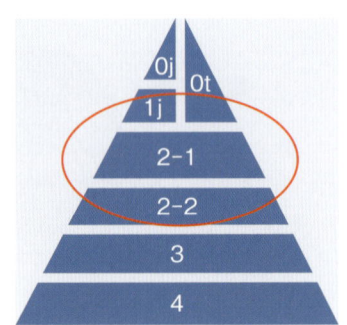

（日摂食嚥下リハ会誌　17：255-267，2013）

できるように，Q&Aとレシピを関連づけ，紙面を工夫しました。本文の中にも記されていますが，本書のレシピでは，日本摂食嚥下リハビリテーション学会嚥下調整食分類2013の2-1，2-2以下のレベルを中心にイメージしています。なお，嚥下調整食と記されることが多くなってきていますが，本書では「嚥下食」と表現しました。「口から食べる」ということは，生きる力になり，その人を，そのまわりの人たちの心を豊かにします。最期までおいしく口から食べることができるよう，"おいしい笑顔"に出会えるよう，その一端をお手伝いできれば幸いです。

2015年8月吉日

江頭　文江

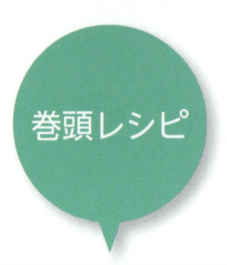

巻頭レシピ

パッククッキングで作る嚥下食

(1) パッククッキングとは

　食材をポリ袋に入れて，電気ポットで加熱する調理法です。ホテルや病院，施設などで行われている真空調理法を，家庭でも簡単にできるようにアレンジした調理法であり，しっかりと手順を覚えれば簡単に楽しく調理できます。

(2) パッククッキング準備物品

- 電気ポット
- ポリ袋（食品包装用，高密度ポリエチレン製，マチのないもの，厚さ 0.01 mm）
- 大きめのボウル（水圧で空気を抜くためのもの）
- 食材と調味料

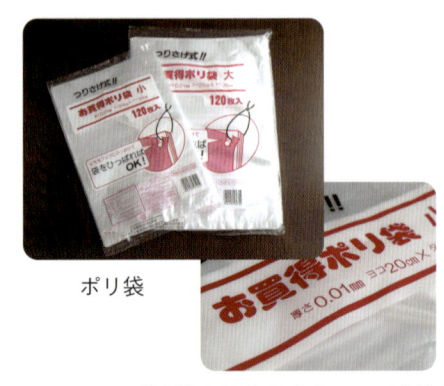

ポリ袋

ポリ袋の厚さは 0.01 mm がポイント
手順❹で巻き上げるときにやりやすい

(3) パッククッキングの手順

❶電気ポットは容量に合わせて 1/3 の水を入れ，沸騰させておきます。3ℓの電気ポットなら水は 1ℓ です。

❷ポリ袋を準備し，1袋に入れる食材の量は 1〜2 人分を目安にします。

❸ポリ袋に食材を均一に広げて入れ，ボールに入れた水の水圧を使いながら，中の空気をしっかり抜きます。

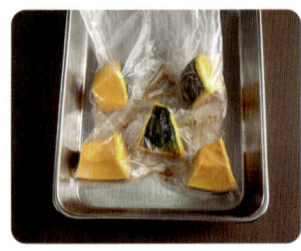

食材をくっつかないように均一に入れる

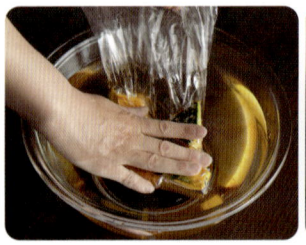

水圧を使って中の空気を抜く

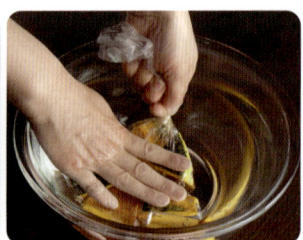

❹空気が抜けないように水の中でつまみ，くるくるとこよりを巻くようにポリ袋を巻き上げ，入り口のほう（上のほう）でしっかりと結びます（加熱すると袋がふくらみ，破裂のもとになるため）。

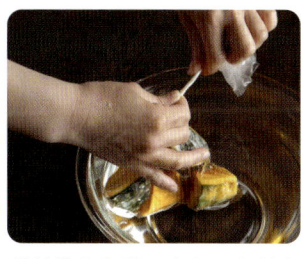
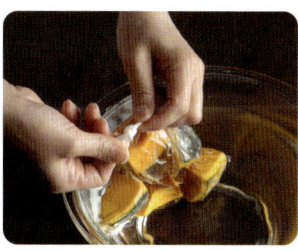
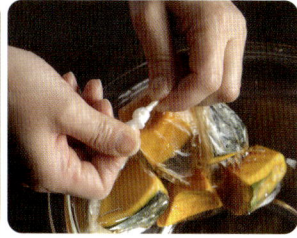

ポリ袋の入り口をしっかりとこより巻き　　　　　上のほうで結ぶ

❺巻いたポリ袋を広げ，中の食材を均一に広げます。

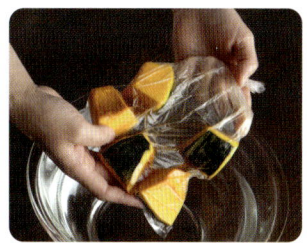

❻ ❺を❶のポットの中に入れ，加熱します（加熱温度と時間は料理により異なります）。

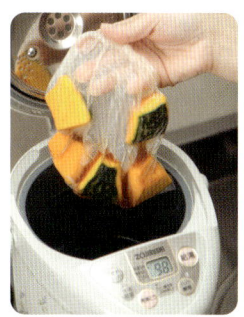
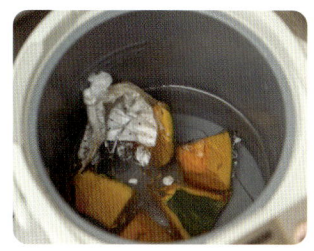

ポットに入れ浸す

＊1台の電気ポットに入れるパックの数は，3パックまでです。3ℓの電気ポットでは600gまでが目安です。まずは1パックからやってみましょう。
＊出し入れの際は，おたまやトングを使うようにし，やけどに注意しましょう。

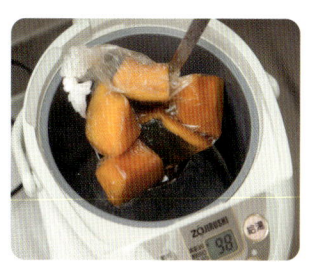

おたまを利用
取り出す際にはやけどに注意

（4）パッククッキングで作るやわらか嚥下食

パッククッキング
全粥

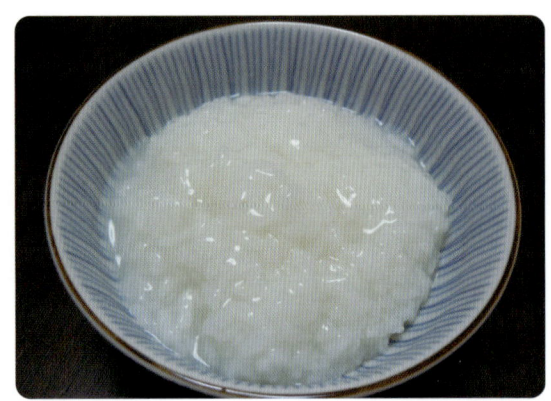

材料（1人分）

米 ……………………………… 30 g
水 ……………………………… 150 cc

作り方

❶ 米をポリ袋に入れる。
❷ 分量の水を加え，空気を抜いてポリ袋の口をしっかりと結び，1時間吸水させる。
❸ 電気ポットに入れ，98度になってから60〜90分加温する。

> 💡 **ポイント**
> - よりやわらかく仕上げたい場合は，90分くらいポットで加温する。
> - 米と水の割合を変えると，軟飯にも，分粥にもできる。

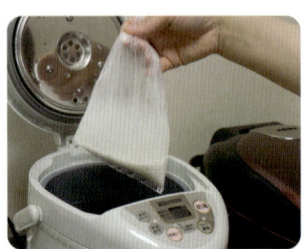
↓
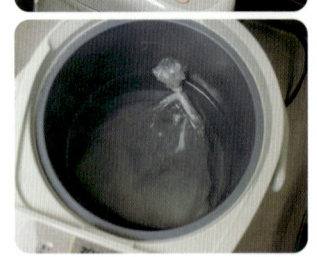
↓
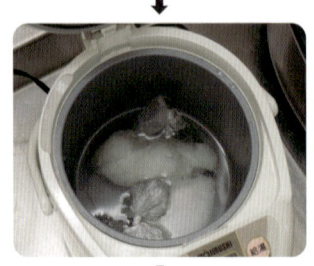
↓
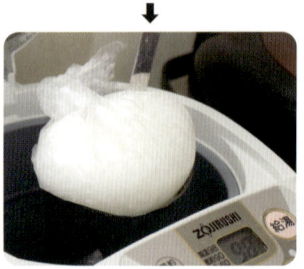

でき上がり！

> **パッククッキング**

かぼちゃ煮

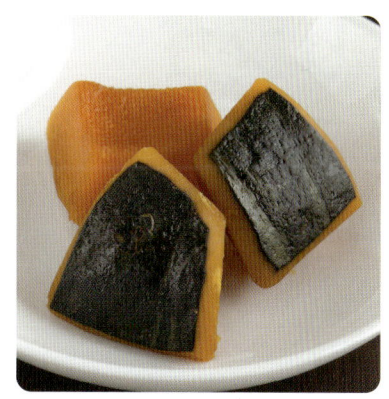

材料（2人分）

かぼちゃ	100 g
しょうゆ	小さじ 1
砂糖	小さじ 1
水	大さじ 1

作り方

1. かぼちゃを食べやすい大きさに切り，角を面取りする。
2. かぼちゃと調味料をポリ袋に入れ，空気を抜いてポリ袋の口をしっかりと結ぶ。
3. 電気ポットに入れ，98度になってから30分加温する。

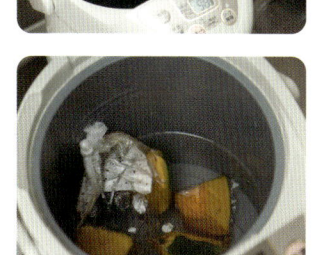

💡 ポイント

- かぼちゃの種類により，加える水分量を加減する（ホクホクかぼちゃは水分多め）。
- 調味料を加えずにパッククッキングをするとホクホクの蒸しかぼちゃができる。
- マヨネーズであえたり，ドレッシングをかけて食べるのもお勧め。

> パッククッキング

リンゴ
コンポート

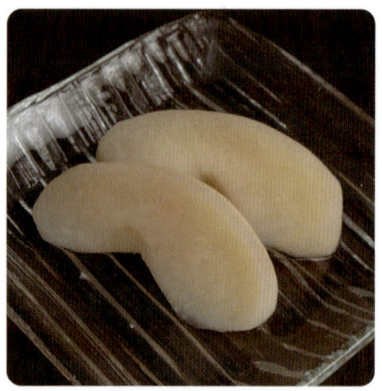

材料（1人分）

リンゴ ································· 1/4 個

作り方

① リンゴは皮をむき，8 等分に切る。
② リンゴの皮の一部と①のリンゴをポリ袋に入れ，空気を抜いてポリ袋の口をしっかりと結ぶ。
③ 電気ポットに入れ，98 度になってから 20 分加温する。

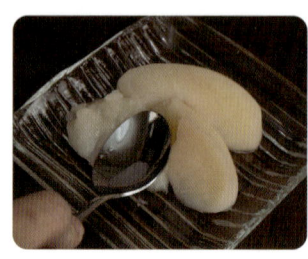

とてもやわらか！

💡 ポイント

- リンゴは種類により，やわらかさが異なる。
- 加熱時間を変えれば，やわらかさを変えることができる。
- リンゴの皮を一緒に入れ，加熱することで，うっすらとピンク色に仕上がる。

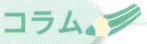

1つのポットで複数の調理！

　自宅でお湯を利用するときに使うポットといっても，保温タイプのもの，再沸騰ができる電気ポット，電気ケトルとさまざまあります。パッククッキングには，再沸騰ができるタイプの電気ポットを利用しますが，最近では電気ケトルが主流になり，意外にも以前，使っていた電気ポットが眠っているということもあるようです。電気ポットの大きさも2～5ℓとあり，ポットの用量によっては，全粥，煮魚，野菜の煮もの，くだもののコンポートと1食分の食事を1つのポットで，一度に作ることもできます。

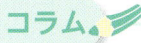

離乳食や災害時にも活用！

　少量ずつ複数の料理を一度に作ることができる便利なパッククッキングは，嚥下食だけでなく，離乳食や非常食，節約食，お弁当作りとしても活用できます。離乳食の開始時には，1回に食べる量も少ないため，赤ちゃんが寝ている間に，数種類の根菜を2切ずつポリ袋に入れ，まとめて加熱しておきます。加熱後すぐにポリ袋ごと氷水で急速冷却し，開封せずに冷蔵庫でチルド保存しておけば，数日の保存は十分可能です。使いたいときにポリ袋ごと，電子レンジなどで再加熱し，かぼちゃやにんじんなどは，袋の上からたたいて簡単につぶすこともできます。

　災害時には，ガスや電気がない中でも，炊き出しの湯を利用したりしてお鍋を使わずに調理でき，温かい料理を食べることができます。個別の疾患やアレルギーにも対応でき，支給されたおにぎりや食パンは，ポリ袋の中でお粥やパン粥に変えることができますし，ポリ袋ごと食器に広げて食べれば，洗いものも減らすことができます。普段の生活ではお弁当作りにも大活躍です。

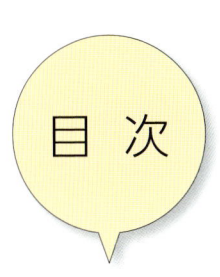

目 次

はじめに ii

巻頭レシピ

パッククッキングで作る嚥下食 iv
 （1）パッククッキングとは iv
 （2）パッククッキング準備物品 iv
 （3）パッククッキングの手順 iv
 （4）パッククッキングで作るやわらか嚥下食 vi

第1章　教えて！最近の介護食，嚥下食事情

1．嚥下食ってどんなもの？ 2
2．市販の介護食品の選び方 3
 （1）とろみ調整食品 4
 （2）ゲル化剤 8
 （3）栄養補助食品 12
 （4）介護食品 12
 （5）その他 12
 （6）噛んだり，飲み込んだりすることが難しくなって
   きたときの食事の基準の一例 12

第2章　押さえておきたい！在宅介護をしながらの嚥下食作りのポイント

1．おいしい嚥下食を作るための考え方 18
 （1）なぜ嚥下食はおいしくないといわれるのか？ 18
 （2）おいしい嚥下食を作るためのポイント 18
 （3）おいしい嚥下食作りのコツ 20

2. 嚥下食には欠かせない，調理器具を使いこなそう！ ……… 21
　（1）調理器具の種類と特徴 …………………………………… 21
　（2）攪拌するときにはどのくらい水分を加えればよいの？ ……… 23
　（3）どこまでミキサーにかければよいの？ ………………………… 25
　（4）汁ものやスープをミキサーにかける ………………………… 26
　（5）手間なく洗浄できる！これも調理器具選択のポイント ……… 27
3. 嚥下食には欠かせない，のどのお掃除と
　水分補給のゼリー ………………………………………………… 28
4. 嚥下食作りの基本は主食！
　食べやすく，おいしい主食作り ………………………………… 29

第3章　低栄養予防！しっかり食べて，機能もアップ

1. 食事量が減りやすい要因 ………………………………………… 34
2. 低栄養状態とは …………………………………………………… 35
　（1）簡易栄養状態評価表（MNA®；Mini Nutritional Assessment） ……………………………………………… 35
3. 濃厚流動食アレンジメニュー …………………………………… 37
　　蒸しパン ……………………………………………………… 38
　　カップスープ ………………………………………………… 39
　　イオン飲料割り ……………………………………………… 40
　　シャーベット ………………………………………………… 41

第4章　簡単！ おいしい！ 嚥下食レシピ集

❶嚥下食，食べたいランキング上位！
　さっぱり醤油ラーメン　主食 …………………………… 44
❷家族と一緒にパスタランチ！
　ミートソースパスタ　主食 ……………………………… 46
❸毎日の主食は安全でおいしく！
　全粥ゼリー　主食 ………………………………………… 48

❹お粥のお供に！
　たくあん 漬物 ……… 49

❺お粥のお供に！
　きゅうりの浅漬け 漬物 ……… 50

❻やわらか野菜のおみそ汁！
　かぶのみそ汁 汁物 ……… 51

❼食物繊維たっぷり！
　わかめの中華スープ 汁物 ……… 52

❽根菜たっぷり！
　あったか豚汁 汁物 ……… 53

❾中華もおいしく食べたい！
　スープ餃子 汁物 ……… 54

❿風味豊かに，食欲増進！
　カレーライス 主菜 ……… 55

⓫白身魚の蒸し料理！
　たらのかぶら蒸し 主菜 ……… 56

⓬パサパサしがちな焼き魚もなめらかに
　焼き塩さば 主菜 ……… 58

⓭意外に飲み込みやすいぞ！
　お刺身盛り合わせ 主菜 ……… 59

⓮夕食の定番メニュー
　ハンバーグ 主菜 ……… 60

⓯煮魚と野菜の相性抜群！
　ぶり大根 主菜 ……… 62

⓰お豆腐料理の定番！
　マーボー豆腐 主菜 ……… 63

⓱トマトの色鮮やか，洋風朝食メニュー！
　トマトとレタスの卵炒め 主菜 ……… 64

⓲お惣菜もひと工夫！
　天ぷら盛り合わせ 主菜 ……… 66

⓳新たな朝食の提案！
　エッグスラット 主菜 ……… 68

⑳ ちょっと豪華な中華料理
　えび団子のオーロラ炒め 主菜 ………………… 70

㉑ 青菜も食べたい！食べさせたい！
　ほうれん草のバターソテー 副菜 ………………… 71

㉒ ごまの風味豊かに！
　キャベツのごまあえ 副菜 ………………………… 72

㉓ 根菜類も大変身
　れんこんのきんぴら 副菜 ………………………… 74

㉔ こんにゃくもやわらか嚥下食!?
　みそこんにゃく 副菜 ……………………………… 75

㉕ 家庭料理の定番！
　肉じゃが 副菜 ……………………………………… 76

㉖ カロテンたっぷり！
　かぼちゃの煮つけ 副菜 …………………………… 78

㉗ 意外！油と相性バッチリ！
　こしあん＆ねりくるみ デザート ………………… 79

㉘ 和菓子も食べたい！
　やわらかお餅 デザート …………………………… 80

㉙ 甘くておいしい！栄養価の高いおやつ
　蒸しケーキ デザート ……………………………… 81

㉚ 水分補給や交互嚥下に！
　イオンゼリー デザート …………………………… 82

㉛ 簡単！おいしいコンポート
　マンゴーコンポート デザート …………………… 83

㉜ 時には晩酌もいかが？
　梅酒ゼリー デザート ……………………………… 84

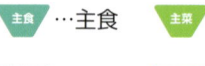…主食　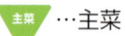…主菜　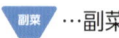…副菜
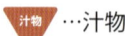…汁物　…漬物　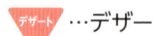…デザート

第5章 こんなときどうする？そこが聞きたい！ 嚥下食 Q&A

- **Q1** お料理だけではミキサーがうまく回らないので，だし汁を足していますが，味が薄く感じてしまいます。何かいい方法はありませんか？ ……… 86
- **Q2** 蒸したじゃがいもは，ミキサーにかけると粘りが出るので，すり鉢でつぶしていますがのど通りが悪いようです。何かいい方法はありますか？ …… 87
- **Q3** かたくボソボソしてうまくまとまらないこしあんを，なめらかに食べられるようにする，何かよい工夫はありますか？ …………………………… 87
- **Q4** さつまいもをペースト状にし油脂と牛乳を加えましたが，ボソボソ感が残ってしまいました。なめらかにするにはどうしたらいいですか？ …… 88
- **Q5** 毎日の食事であり，別々に作るのは大変です。家族と同じ食事をそのままミキサーにかけています。いいですか？ …………………………… 89
- **Q6** 肉や魚がうまくミキサーにかけられません。何かコツはありますか？ … 89
- **Q7** 白身魚はミキサーにかけてもボソボソしてしまいます。何かよい方法はありますか？ …………………………………………………………… 90
- **Q8** 焼き肉や焼き魚などの焼きものはそのままミキサーにかけてもうまくいきません。何かよい工夫はありますか？ ………………………………… 90
- **Q9** みそ汁やスープなどの具も一緒に食べられると，もう少し栄養もとれるかと思いますが，何かいい方法がありますか？ ……………………… 91
- **Q10** みそ汁を具と一緒にミキサーにかけるときに，とろみ調整食品を加えています。でもどのくらい，加えればいいのかわかりません ………… 91
- **Q11** くだものを食べさせたいと思っています。どんなふうに調理したらいいですか？ ……………………………………………………………… 92
- **Q12** リンゴはすりおろして，とろみをつけて食べています。梨はどうしたらいいですか？ ……………………………………………………………… 93
- **Q13** 柿は熟した状態であれば食べられます。買ってきてすぐ食べたい場合，何か工夫できることはありませんか？ ……………………………… 93
- **Q14** とろみ調整食品は飲みものにも食べものにも，どんなものにも活用できて便利ですね。 ……………………………………………………………… 94
- **Q15** お茶にとろみをつけようと思って，とろみ調整食品を利用しましたが，とろみがつくまでには時間がかかるのですか？ ……………………… 94
- **Q16** 退院指導でとろみをつけるよう指導されたのですが，おっくうな作業で，

	つけなくてもむせている感じもしないし，もうつけなくてもいいでしょうか？	95
Q17	お茶とは違い，牛乳にはうまくとろみがつかない気がします。加える量を決めたいのですが，毎回感じが違い，よくわかりません。	95
Q18	牛乳などへのとろみは，どのくらいの時間で安定しますか？	95
Q19	お鍋の野菜をミキサーにかけたあとに，ペースト状になった料理のふちから出てくる水気でむせているようです。何かよい方法はありませんか？	96
Q20	病院で紹介されたとろみ調整食品と，デイサービスで使っているものが違うようですが，どれも同じように使ってもいいのですか？	97
Q21	とろみを用いて朝にまとめて作ると，夕方にはかたくなってしまうときとそうでないときがあります。何が影響しているのでしょうか？	97
Q22	煮込みハンバーグをペースト状にし，とろみ調整食品を加えたら，かたくなってしまいました。とろみ調整食品は加えないといけないですよね？	98
Q23	ゼリーをおやつにしたいと思っています。市販されているものは，どんなものでもいいですか？　また簡単に手作りゼリーはできますか？	98
Q24	栄養の偏りが気になってきていますが，葉物は繊維が気になり，食卓に出しにくい食材の一つです。何かよいレシピはありますか？	99
Q25	パンが好きで朝はいつもパン食でした。おいしいパンをまた食べたいのですが，パンを嚥下食風に作るにはどうしたらいいですか？	100
Q26	フレンチトーストやパン粥に使うパンは，食パン，ロールパン…，どんなパンで作ったらいいのでしょうか？	100
Q27	パン粥を作るときに注意する点はありますか？	101
Q28	パン粥を作るときには，加熱の際，どの程度，攪拌したらいいのでしょうか？	102
Q29	豆腐のアレンジメニューはありますか？　また，豆腐であれば，なんでもいいのでしょうか？	102
Q30	主食はほとんどがお粥です。残りご飯を使ってお粥を炊いていますが，どのくらいまでやわらかく炊いたらいいのでしょうか？	103
Q31	病院でお粥はミキサーにかけたものが出されていたようでしたが，ミキサーにかけても糊状にならないような，何か工夫があるのですか？	104
Q32	忙しいときなどは，スーパーで売っているレトルトのお粥を利用しています。大丈夫でしょうか？	104

- **Q33** 白いお粥が大好きです。漬けものはいつも同じようなものばかりです。何か変わったものを出すための工夫はありますか？ …… 105
- **Q34** 胃ろうがあり，お口から食べるのはお楽しみ程度の量です。違った味もほしいと訴えるのですが，どんなものがいいでしょうか？ …… 105
- **Q35** 麺類が大好きでした。嚥下食となると，どうやって作ったらいいのでしょうか？ …… 105
- **Q36** スパゲティなどのパスタは，嚥下食として食べられますか？　食べられるならば，どんな工夫ができますか？ …… 106
- **Q37** 刺身を食べさせたいのですが，お勧めはありますか？ …… 106
- **Q38** お寿司が大好きです。普段はお粥を食べているので，みんなと同じお寿司は難しいと思いますが，何かよい方法はありませんか？ …… 107
- **Q39** お正月にみんなで食べるお雑煮が大好きでした。なんとかお餅を食べさせたいのですが，何かよい調理方法はありますか？ …… 107
- **Q40** スーパーで買った天ぷらをミキサーにかけてみたら，なんとなくベタベタしてしまいました。何かほかに工夫はありますか？ …… 108
- **Q41** ひじきやわかめなどの海藻類は，嚥下食としては難しいと思います。栄養も考えて，バランスよく食べさせたいと思っていますが。 …… 108
- **Q42** トマトサラダを作りました。ミキサーにかけると色がピンク色になり，なんとなく味がぼやけてしまう感じがします。 …… 109
- **Q43** こんにゃくはどうしたら嚥下食になりますか？ …… 109
- **Q44** れんこんなどの根菜類をおいしく食べる方法はありますか？ …… 110
- **Q45** きのこ類は，嚥下食に使えますか？ …… 110
- **Q46** お誕生日にケーキを食べようと思っています。どんなケーキがお勧めですか？ …… 110
- **Q47** 焼き肉が大好きでした。でも，さすがに焼き肉は食べられないし，焼いたお肉をミキサーにかければいいのですか？ …… 111
- **Q48** ミキサーにかけるときの味つけ，なんとなく決まりません。何かポイントはありますか？ …… 111
- **Q49** 嚥下食において，たれやソースをかけることで，どんな効果がありますか？ …… 112
- **Q50** ゼリーととろみ，どちらから試したらいいですか？ …… 112
- **Q51** 毎日の食事作りが大変です。家族と同じ料理から嚥下食を作るアレンジ法があれば教えてください。 …… 112

Q52	市販で売っているもので活用できる嚥下食ってありますか？ 113
Q53	お酒が大好きでした。お正月や特別な日には少し飲んでみたいと思っていますが，どうしたらいいでしょう？ 114
Q54	なかなか手作りの嚥下食を作れず，配食弁当でムース食をとっていますが，ムースが少しかたいようです。何かよい方法はありますか？ 114
Q55	お粥をまとめて作って冷凍保存し，解凍するとでき立てよりもモチモチしています。少し水分を足して煮返したほうがいいですか？ 115
Q56	彩りよくしようと食材ごとにミキサーにかけると，量が少ないため十分にミキサーが回らず，結局，多めに作って残ってしまいます。 115
Q57	ゼリーやプリンの次には，どんな食べものが，また，どのような段階（順番）で食べられるようになりますか？ 116
Q58	ユニバーサルデザインフードって何ですか？ 117
Q59	嚥下調整食分類 2013 って何ですか？ 117
Q60	通信販売で，レトルトや冷凍の嚥下食を買っていますが，たくさんあって，何がいいのか迷うときがあります。選ぶポイントはありますか？ 118
Q61	出したものは全部食べてくれますが，栄養が足りているのかどうかわかりません。何か目安になるものはありますか？ 118
Q62	もともと糖尿病があり，血糖値が上がることにも気をつけています。栄養も嚥下もどちらも気をつけるって，なかなか難しいですね。 119
Q63	出された嚥下食は全部食べているのですが，なかなか体重が増えません。なぜでしょうか？ 120
Q64	3 食に 1 杯のお茶をつけると，それは必ず飲んでくれますが，それ以外にお茶を飲む機会がありません。特に問題ないので，大丈夫かなと思っています。 121
Q65	認知症がある方の，食事介助をしています。認知症の方に接するときのポイントはありますか？ 122
Q66	食事は自分では食べられず全介助です。何かポイントはありますか？ 123
Q67	食事をするときは，どのような姿勢が正しい姿勢ですか？ 124
Q68	どんなスプーンを選ぶといいのですか？ 125
Q69	食事介助のポイントを教えてください。 125
Q70	交互嚥下って何ですか？ 126
Q71	飲み込んだかどうかは，どうやってみればいいのですか？ 127
Q72	あまり口を開けてくれません。何かよい介助方法はありますか？ 127

Q73	嚥下食を口にすると，そのうち動きはとまってしまい，口にため込んでしまいます。何かよい介助方法はありませんか？	128
Q74	むせたとき，どうやって対応したらいいのですか？	129
Q75	むせない誤嚥ってあるのですか？	129
Q76	スタンダード型の車いすに乗っていますが，食べるときはリクライニングの姿勢をとるように指導されました。なぜですか？	130
Q77	お茶や汁ものなど，水分系のものは口にため込んでしまいます。何かよい方法はありますか？	130
Q78	食べ始めはいいのですが，後半になるとむせ始めます。何かよい対応はありますか？	131
Q79	口腔ケアが大事だと聞きました。義歯を使っていますが，1日1回しっかりと薬液に浸けておけばいいでしょうか？	131
Q80	複数の種類のお薬があり，お粥やおかずに混ぜたりしてなんとか飲んでもらっていますが，何かよい方法はありませんか？	132

コラム 『1つのポットで複数の調理！』…ix/『離乳食や災害時にも活用！』…ix/『地域による食支援〜訪問栄養指導の活用を〜』…37/『ミキサーにかけるときの回転数』…47/『ミキサーのかけ方のコツ』…57/『作業導線を考えて動く』…61/『離水と融解』…65/『課題解決のための強み探し』…69/『改善だけでなく，維持も大事』…73/『ゼリーの温度と物性』…77/『ニーズと行動変容』…133

教えて！

第1章

最近の介護食，嚥下食事情

教えて！ 最近の介護食，嚥下食事情

1．嚥下食ってどんなもの？

　嚥下食とは，噛んだり（咀嚼）飲み込んだり（嚥下）が難しくなったときに，食べやすく，飲み込みやすく，かつ誤嚥＊を予防できるように調理工夫された食事です。食べる機能に合わせて，複数の段階があり，食形態や物性などを重視した食事といえます。嚥下食の条件は表1のとおりです。

　＊誤嚥とは，食べものや飲みものなどが誤って気管に入ってしまうこと

表1　嚥下食の条件

1）食塊としてまとまっている〔飲み込みやすい形態（塊）にまとまっている〕
2）流動性が強くなく，適度な粘性がある（さらさらと流れすぎず，適度に粘度がある，粘度は強すぎても弱すぎてもよくない）
3）咽頭通過に際し，変形性がある（狭い空間ののどを通るときに変形しやすい）
4）口腔や咽頭でバラバラになりにくい（口やのどの中でバラバラになりにくい）

　一般的にスーパーなどで手に入るものには，プリン，ババロア，ヨーグルト，ムースなどが挙げられます（表2）。

表2　スーパーで売っている一般の食品で，嚥下食として使えるもの

- 卵豆腐，絹ごし豆腐，おぼろ豆腐
- ポタージュスープ
- プリン，ムース，ゼリー，ヨーグルト，カスタードクリーム
- 温泉卵，ねぎとろ，マッシュポテト（フリーズドライ），さらしあん，生うに，アボガド

　嚥下食を手作りするのは手間がかかり，大変だと感じている方も少なくないかもしれませんが，実際に訪問栄養指導で関わらせていただくと，上手に介護をしながら嚥下食を作っている方には，表3のような共通点があるようです。
　ある程度の調理技術をもちつつ，「適当に作っているのよ」と言いながらも，実はうまくポイントを押さえて作っており，そして，調理した嚥下食をどのように

食べているのか，よく観察しています。

表3　嚥下食作り～在宅介護を成功させるコツ

- ある程度の調理の技術をもっている（得意ではなくても，一般的な技術でOK）
- 調理が好き，またはそれほど苦痛ではない
- ミキサーの使い方を理解できている（自宅にあるミキサーを使いこなせる）
- 一つの料理から，そのポイントを理解し，複数のメニューに展開できる
- きっちり作るのではなく，適当に作ることができる
- 市販食品をうまく活用できる（介護食品や一般食品）
- 食べるところをよく観察している

2．市販の介護食品の選び方

　赤ちゃん用のベビーフードがあるように，咀嚼や嚥下の機能が低下した人に対応した商品が市販されています。一般的には，介護食や嚥下調整食（嚥下食）と呼ぶことが多く，一部のドラッグストアやスーパーで直販されていますが，多くは通信販売やインターネットなどで手に入れることができます（渡辺商事株式会社の「ハートフルフード」：http://www.heartfulfood.jp/，フリーダイヤル0120-210-810，株式会社ヘルシーネットワーク：http://www.healthynetwork.co.jp/，0120-236-977 など）。

　介護食品は表4のような目的で利用することが多いようです。現在，市販されている栄養補助食品や介護食・嚥下食は，多くの種類，商品が販売され，単に料理名や味だけで選択してしまうと，誤って違う用途のものを選んでしまうことも少なくなく，注意が必要です（例えば，デザートタイプのムースを探す場合でも，高たんぱく質食品のものもあれば，低たんぱく質食品のものもあります）。

表4　市販の介護食，嚥下食の活用

- 食事にプラス1品を補いたいとき（ボリュームの追加）
- 栄養や水分摂取不足があるとき（栄養補給）
- 退院直後や通院，通所の朝など忙しい，落ち着かないとき
- ほとんど調理ができないとき
- かたさややわらかさ，味の目安を知りたいとき

栄養補助食品や介護食品は，①栄養素に特化（高or低エネルギー食品，高or低たんぱく質食品，高ビタミン・ミネラル食品）したものに加え，②その食形態（ドリンク，ゼリー，プリン，ペースト，軟菜など），そして③味，とそれぞれをうまく組み合わせて選択します。さらに製品特性の視点からは完成品と素材品，調味料などさまざまあり，また使い勝手の視点から容量，保存方法，保存期間，価格などの情報があります。

　栄養価×食形態×味×製品特性×使い勝手とその情報をうまく整理し，それぞれの介護状況や生活に合わせて選んでいきます（図1）。

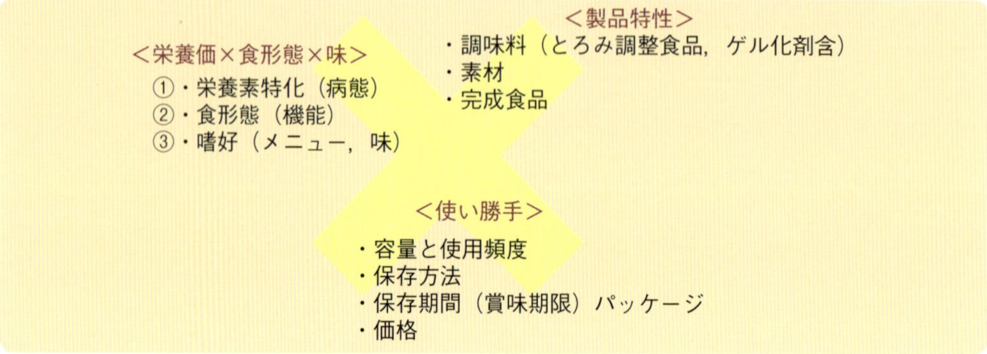

<製品特性>
・調味料（とろみ調整食品，ゲル化剤含）
・素材
・完成食品

<栄養価×食形態×味>
① ・栄養素特化（病態）
② ・食形態（機能）
③ ・嗜好（メニュー，味）

<使い勝手>
・容量と使用頻度
・保存方法
・保存期間（賞味期限）パッケージ
・価格

図1　介護食品を選ぶときのポイント

（1）とろみ調整食品

　液体はむせやすく，とろみをつけることで誤嚥を予防し，安全に飲み込むことができます。とろみ調整食品は，片栗粉や葛と違い，加熱しなくてもとろみがつくもので，とても便利です。温度や味に関係なく，とろみをつけることができる製品が多く市販されていますが，その成分はでんぷんを主体としたもの，グアーガムを主体としたもの，キサンタンガムを主体としたものがあり，最近では，キサンタンガムを主体としたものが，とろみをつけたときに色が変わらず，味や香りの変化も少なく，使いやすいとされています。嚥下食用に市販されているとろみ調整食品は，温度の影響はそれほど受けませんが，添加量が多くなれば粘度は増します（図2）。粘度が増すと，ベタベタして飲み込みにくくなり，口腔や咽頭での残留が増し，この残留が誤嚥のリスクを高めてしまいます。

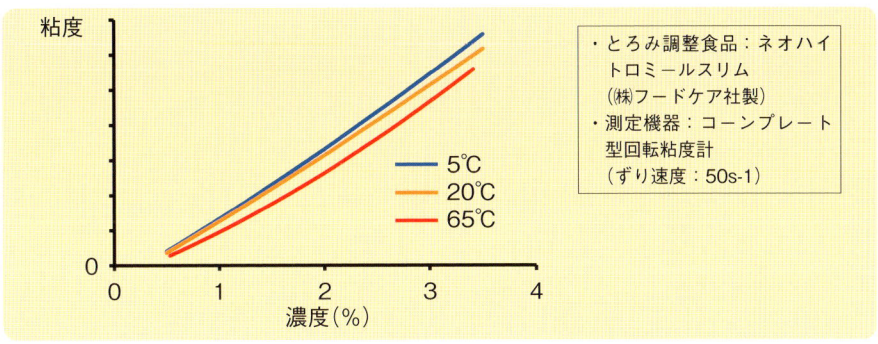

図2　飲料の温度が粘度に与える影響（お茶）

また，とろみをつける飲料により，とろみのつき方や粘度が異なり，水➡みそ汁➡牛乳・オレンジジュースの順に，粘度が出にくく，とろみがつきにくくなっています（図3）。

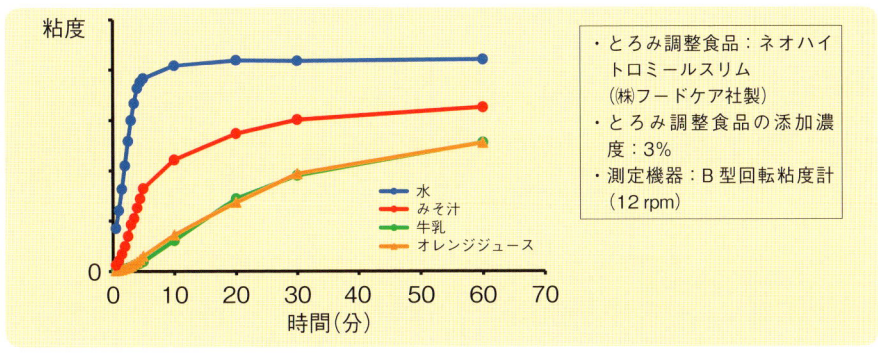

図3　飲料の違いが粘度発現に与える影響

時間がたっても十分なとろみがつかないと，つい量を追加してしまいがちですが，濃厚流動食や牛乳などにとろみをつけたいときは，添加してから1分間混ぜ（撹拌）➡10分放置後➡再度1分間混ぜると，粘度が出てきます〔とろみがつきます（図4）〕。また，飲料だけでなく，料理などに使用する場合は，食材や料理によって添加量は異なります。

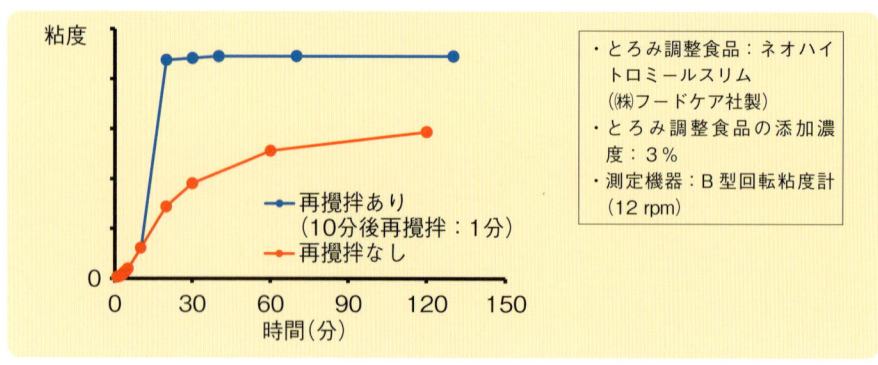

図4 再攪拌の有無が粘度発現に与える影響（牛乳）

1）とろみ調整食品を選ぶときの注意

とろみ調整食品（図5）には，各社製品で特徴が異なります。次のことに注意して選択しましょう。

a）ダマになりにくさ

液体にとろみ調整食品を加えたり，逆にとろみ調整食品に液体を加えるという二つの攪拌の仕方があります。商品により，すぐにきれいに溶けるものもあれば，ダマになりやすいものもあります。かき混ぜるなどの作業性の影響や，高齢者の場合，細かい攪拌動作が難しいこともあり，ダマにならず，簡単にとろみがつくものがよいでしょう。

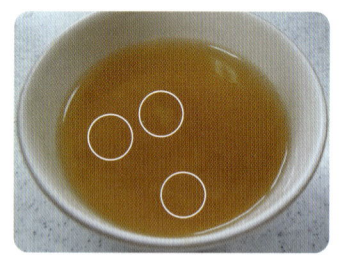

ダマになったもの

b）透明性

お茶にとろみをつけたとき，お茶が白く濁っていれば見た目が変わり，おいしさは半減します。見た目にもおいしくなければ，継続した使用にはつながりません。

c）べたつき感

べたつき感は添加量に影響しますが，べたつき感が強いと口からのどへの送り込みが難しくなり，残留量にも影響します。

d）とろみのキレ

液体にとろみをつけ，スプーンですくって落とし，その落ち方によりキレをみ

第1章 ● 教えて！最近の介護食，嚥下食事情

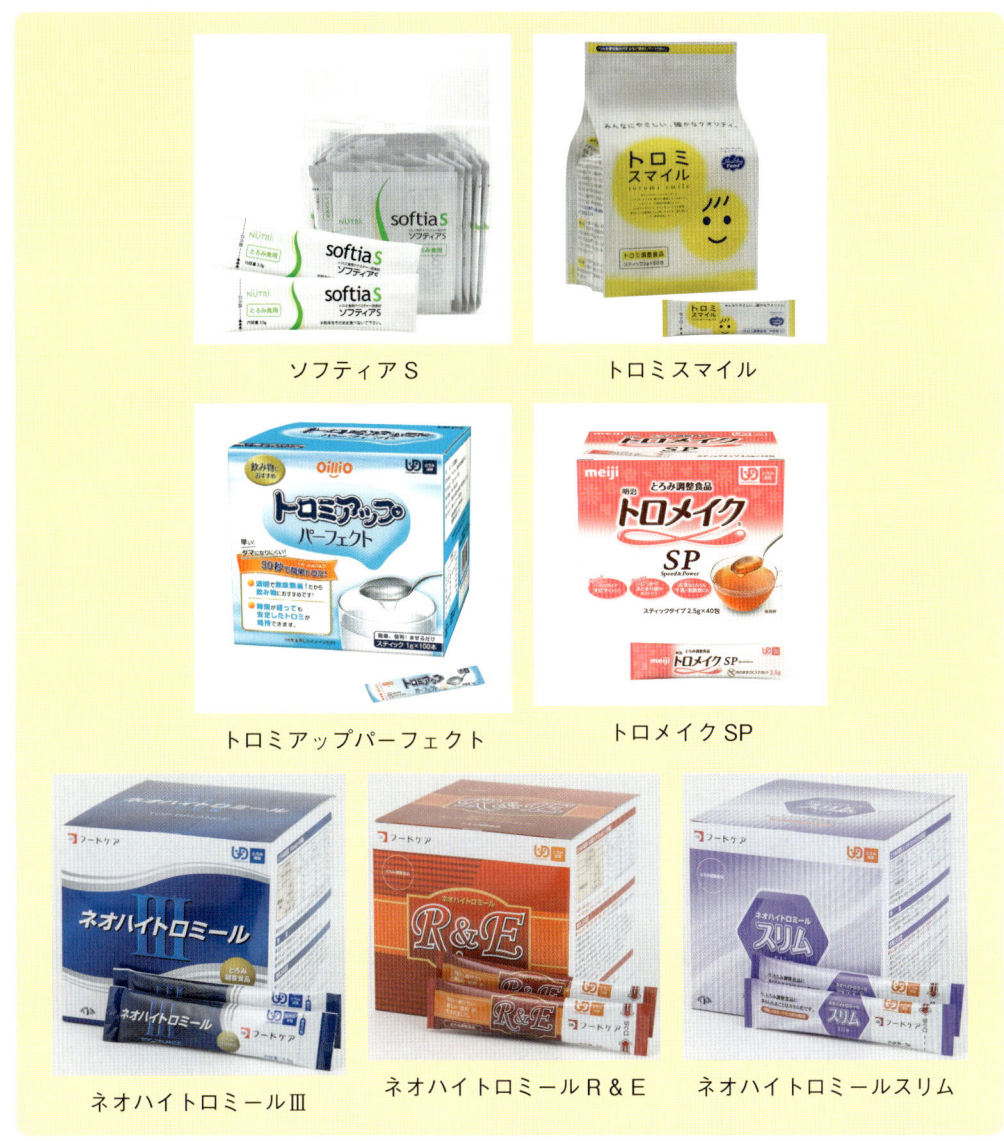

図5 とろみ調整食品

ます。キレがよいほうがよいです。
e）味の変化
　お茶などの飲みものは，もともと味が淡白であるがゆえに，とろみ調整食品の特徴的な味を感じやすいものです。おいしく飲んでいただくために，できるだけ味の変化の少ない，とろみ調整食品を選びたいものです。
f）香りの変化
　おいしく飲むためには，味だけではなく，香りの要素も大きいものです。でき

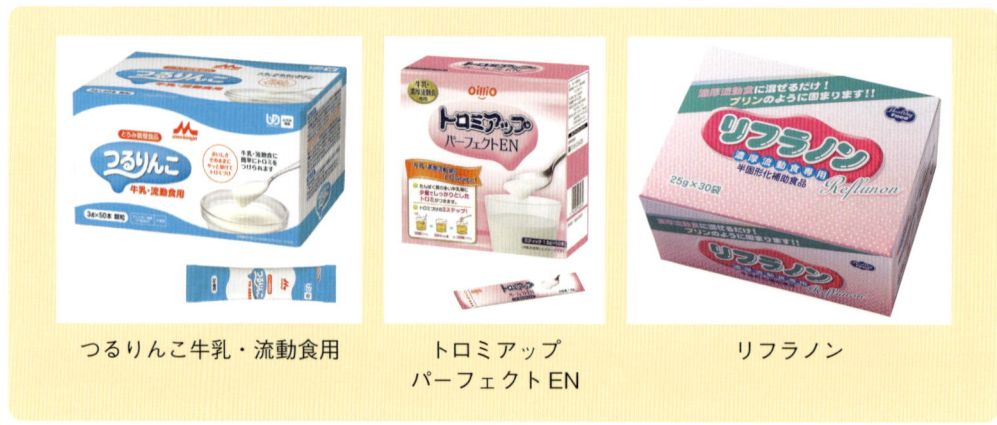

図6 とろみ調整食品 牛乳・濃厚流動食タイプ

るだけ香りの変化の少ない，とろみ調整食品を選びたいものです。

g）経時的変化

　加えてからとろみの状態が安定するまで，少し時間がかかります。また，飲料の種類により，粘度のつき方に差が出ます（図3）。すぐにとろみがつかないからといって，加えすぎると粘度が増し，ベタベタしたものができ上がってしまいます。とろみを早く安定させるためには，2度撹拌することがポイントです（図4）。また，牛乳・濃厚流動食タイプのとろみ調整食品もあります（図6）。

2）とろみの基準

　日本摂食嚥下リハビリテーション学会嚥下調整食分類2013では，とろみの段階として，薄いとろみ，中間のとろみ，濃いとろみの3段階を設定しています（表5）。それぞれの段階のとろみを作ろうと思っても，製品により添加量は異なるため，注意が必要です。

（2）ゲル化剤

　ゲル化剤とは，液体をゲル化して固化する化学物質のことを指します。というと，何か難しいものに聞こえますが，要はゼリーのように固める素（もと）です。一般的にはゼラチンや寒天，アガーなどがゲル化剤の仲間です。嚥下食調理には，嚥下食用のゲル化剤が市販されていますが，加熱タイプ，非加熱タイプ，酵素入りタイプの三つに分けられます。

表5 日本摂食嚥下リハビリテーション学会嚥下調整食分類2013（とろみ）

	段階1 薄いとろみ 【Ⅲ-3項】	段階2 中間のとろみ 【Ⅲ-2項】	段階3 濃いとろみ 【Ⅲ-4項】
英語表記	Mildly thick	Moderately thick	Extremely thick
性状の説明 （飲んだとき）	「drink」するという表現が適切なとろみの程度 口に入れると口腔内に広がる液体の種類・味や温度によっては，とろみがついていることがあまり気にならない場合もある 飲み込む際に大きな力を要しない ストローで容易に吸うことができる	明らかにとろみがある感じがありかつ，「drink」するという表現が適切なとろみの程度 口腔内での動態はゆっくりですぐには広がらない 舌の上でまとめやすい ストローで吸うのは抵抗がある	明らかにとろみがついていて，まとまりがよい 送り込むのに力が必要 スプーンで「eat」するという表現が適切なとろみの程度 ストローで吸うことは困難
性状の説明 （見たとき）	スプーンを傾けるとすっと流れ落ちる フォークの歯の間から素早く流れ落ちる カップを傾け，流れ出た後には，うっすらと跡が残る程度の付着	スプーンを傾けるととろとろと流れる フォークの歯の間からゆっくりと流れ落ちる カップを傾け，流れ出た後には，全体にコーティングしたように付着	スプーンを傾けても，形状がある程度保たれ，流れにくい フォークの歯の間から流れ出ない カップを傾けても流れ出ない（ゆっくりと塊となって落ちる）
粘度（mPa・s） 【Ⅲ-5項】	50〜150	150〜300	300〜500
LST値（mm） 【Ⅲ-6項】	36〜43	32〜36	30〜32
	薄いとろみ	中間のとろみ	濃いとろみ

（日摂食嚥下リハ会誌 **17**：255-267, 2013より一部改変）

1）加熱タイプ（図7）

　70～80度程度の温度で溶け、常温で固まるものが多いようです。お茶やジュースを80度以上に加熱し、そこに加熱タイプのゲル化剤を加え、冷やし固めます。分量により、でき上がりの硬さは異なり、たくさん入れれば硬いゼリーになります。嚥下食用の多くは常温で固まりますが、ゼラチンは10度以下の冷蔵にしないと固まりません。さまざまな素材のゲル化剤があり、製品により加える量と加熱温度が異なりますので、注意してください。

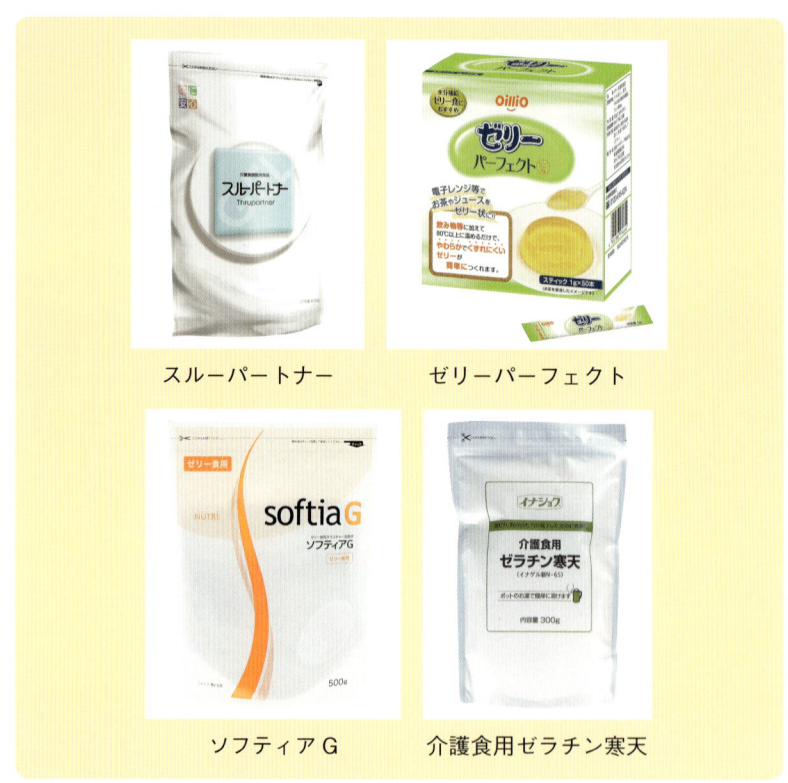

図7　加熱タイプのゲル化剤

2）非加熱タイプのゲル化剤（図8）

　1)とは異なり、加熱しなくてもムース状に固まるものです。加熱しない料理、例えばくだものやサラダなどの使用に便利です。また、加熱してある料理でも再度の加熱が不要のため、温度が上がりきらず、固まらなかったなどということはありません。もちろん加熱しても使えますが、加熱するときと加熱しないときで

は，同じ製品でもゼリーの食感が変わります。また，ゼリー状に固まるまで，数分時間はかかりますのでご注意ください。

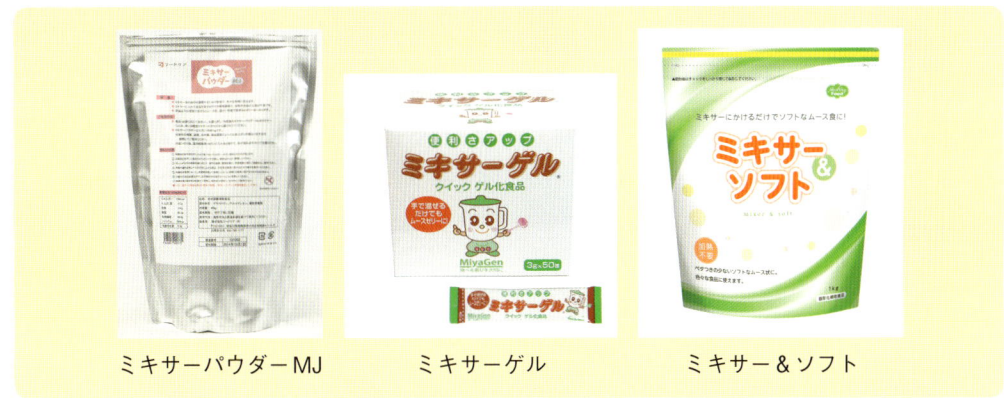

図8　非加熱タイプのゲル化剤

3）酵素入りゲル化剤（図9）

　お粥やいも類などでんぷんが多い食材や料理をミキサーにかけると，ベタベタと粘りが出てしまい，口やのどに残りやすくなります。ペースト状にはなったけれど，ベタベタの糊状のお粥は，誤嚥しやすく危険です。そこで，「アミラーゼ」*という酵素を含んだゲル化剤を利用すると，サラサラになり，かつ冷めるとぷるんとムース状に固まり，飲み込みやすくなります。主食である米や麺類などの料理に利用するとよいでしょう。

＊「アミラーゼ」とは唾液や膵液に含まれる消化酵素でデンプンを分解します。

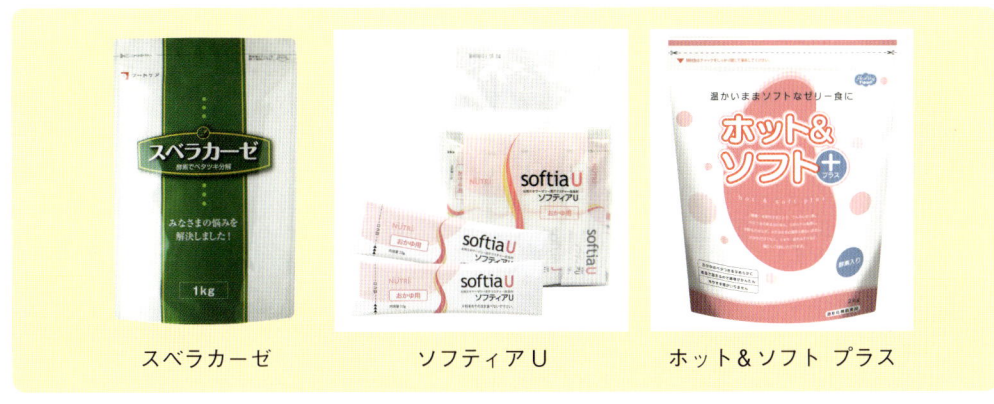

図9　酵素入りゲル化剤

（3）栄養補助食品

　低栄養状態のおそれがあったり，その状態になってしまったとき，3食の食事だけでは十分栄養がとれず，栄養補助食品を利用する場合があります。栄養補助食品には，ドリンクタイプ，ムース・プリンタイプ，ゼリータイプなどがあり，製品により栄養含有量も異なります。味のバリエーションも増えてきていますので，嗜好に合わせて選びつつ，しっかりと栄養表示も確認したいところです。エネルギー，たんぱく質，ビタミン，ミネラルなどの含有量をよく見て，目的に合わせ適切に選びましょう。

（4）介護食品

　素材のみのもの，調理済み食品などがあり，食形態もやわらかく調理したものから攪拌してペースト状にしたものまで，さまざまです。レトルトタイプ，冷凍タイプ，ムースタイプ，フリーズドライタイプ，常温タイプと加工や包装もいろいろありますが，どんな場面で使用するのか，どのように保存するのかなど使い勝手を考えながら，適切な食形態，嗜好に合わせた料理（味つけ）などを選ぶようにしましょう（第1章p3参照）。食形態を考えるときには，パッケージにユニバーサルデザインフード（後述）の表示がされていることが多く，参考にするとよいでしょう。

（5）その他

　減塩，低エネルギー，低たんぱく質食品，カルシウムや鉄分付加など，病態に合わせた商品があります。単純に料理のメニューだけで選ばず，その特徴や栄養表示を確認し選びます。その他，調味料や油脂，クッキーやせんべい，ジャムなどさまざまな商品があります。

（6）噛んだり，飲み込んだりすることが難しくなってきたときの食事の基準の一例

1）ユニバーサルデザインフード（図10）

　日常の食事から介護食まで幅広く使える，食べやすさに配慮した食品です。そ

の種類もさまざまで，レトルト食品や冷凍食品などの調理加工食品をはじめ，飲みものや食事にとろみをつける「とろみ調整食品」などがあります。ユニバーサルデザインフードのパッケージには，必ずUDマークが記載されています。これは日本介護食品協議会が制定した規格に適合する商品だけに，ついているマークです。「かたさ」や「粘度」の規格により区分 1～4 に分かれています。

区　分		区分1 容易にかめる	区分2 歯ぐきでつぶせる	区分3 舌でつぶせる	区分4 かまなくてよい
かむ力の目安		かたいものや大きいものはやや食べづらい	かたいものや大きいものは食べづらい	細かくてやわらかければ食べられる	固形物は小さくても食べづらい
飲み込む力の目安		普通に飲み込める	ものによっては飲み込みづらいことがある	水やお茶が飲み込みづらいことがある	水やお茶が飲み込みづらい
かたさの目安	ごはん	ごはん～やわらかごはん	やわらかごはん～全がゆ	全がゆ	ペーストがゆ
	さかな	焼き魚	煮魚	魚のほぐし煮（とろみあんかけ）	白身魚のうらごし
	たまご	厚焼き卵	だし巻き卵	スクランブルエッグ	やわらかい茶わん蒸し（具なし）
※食品のメニュー例で商品名ではありません。	調理例（ごはん）				
物性規格	かたさ上限値 N/m²	5×10^5	5×10^4	ゾル：1×10^4 ゲル：2×10^4	ゾル：3×10^3 ゲル：5×10^3
	粘度下限値 mPa・s			ゾル：1500	ゾル：1500

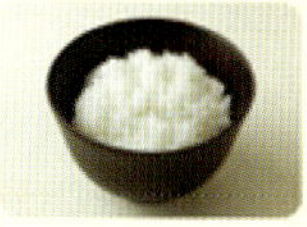

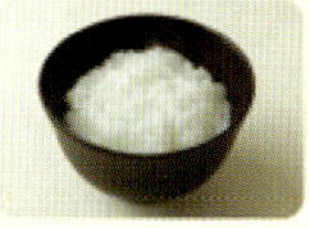

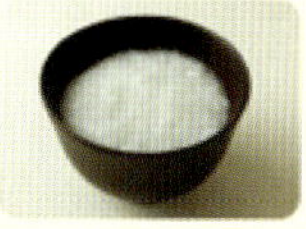

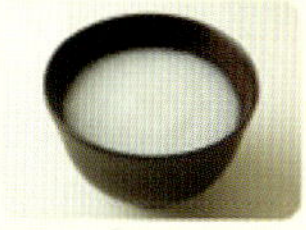

（日本介護食品協議会：http://www.udf.jp/）

図 10　ユニバーサルデザインフード

2）日本摂食嚥下リハビリテーション学会嚥下調整食分類 2013

日本では統一された嚥下食の段階が存在せず，地域や施設ごとに多くの名称や段階が存在しています。病院，施設，在宅と環境が変わり，その連携が重要視されている中で，日本摂食嚥下リハビリテーション学会嚥下調整食分類 2013 は，医療・福祉関係者が共通して使用できることを目的として作られました。重度の嚥下機能障害に対応するものをコード 0（0j，0t）とし，コード 1j，2（2-1，2-2），3，4 と 7 段階に分かれており，数字が大きくなるにつれて，軟菜へ移行しています（図 11）。摂食嚥下機能は，咀嚼や食塊形成，保持，送り込み能力などをみており，特にコード 0 は，嚥下訓練食品として，舌や口腔周囲をほとんど動かさなくても，スプーンですくった少量を，そのまま丸呑みができる食形態で，j はゼリー（jelly）状，t はとろみ（thick）状をあらわします（表 6）。0j のゼリーは，均質で，粘膜へのはり付きや残留感がなく，スライス状にすくえるまと

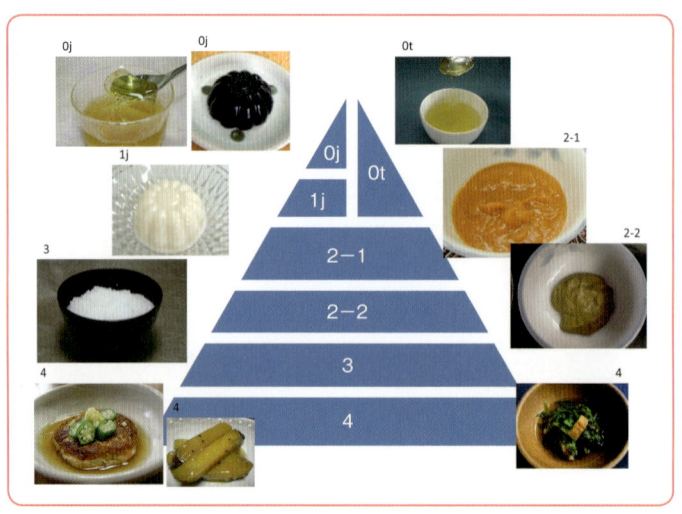

図11　日本摂食嚥下リハビリテーション学会嚥下調整食分類2013（食事）
（日摂食嚥下リハ会誌　17：255-267，2013より一部改変）

表6　嚥下調整食分類2013の名称の意味

j：ゼリー（jelly），t：とろみ（thick）
2-1：ミキサー，ペースト状の食事で，なめらかで均質なもの
2-2：ミキサー，ペースト状の食事で，やわらかい粒などを含む不均質なもの
3：やわらかさに配慮された不均質なもの

まり感，離水がないなどの特徴が求められます。0tは，嚥下調整食分類2013（とろみ）（第1章p9表5）に準じ，均質で付着性が低く，粘度が適切で，凝集性の高いとろみ水です。なお，誤嚥した際の組織反応や感染を考慮して，たんぱく質含有量が少ないものであることが望ましいとされています。

コード1jは咀嚼に関連する能力は不要で，均質でなめらかな離水が少ないゼリー・プリン・ムース状の食品です。

コード2は，一般的にミキサー食，ペースト食と呼ばれていることが多いようです。スプーンですくって，口腔内の簡単な操作により，適切な食塊にまとめられるもので，送り込む際に多少意識して口蓋に舌を押しつける必要があります。2-1はなめらかで均質なもの，2-2はやわらかい粒などを含む不均質なものとしています。

コード3は，やわらか食，ソフト食と呼ばれていることが多いようです。形はありますが，歯や補綴物がなくても押しつぶしが可能で，食塊形成が容易であり，口腔内操作時の多量の離水がなく，一定の凝集性があって咽頭通過時のばらけやすさがないものです。

　コード4は，咀嚼や嚥下機能に軽度の機能低下がある人を想定し，食材と調理方法を選択したものです。軟菜食，移行食と呼ばれるものがここに含まれ，煮込み料理など，一般食でもこの段階に入るものはあります。

　この嚥下調整食分類2013は，量や栄養成分などの表示，物性測定値の表示はしておらず，その理由は，栄養管理において，従来の栄養価を縦軸とするならば，食形態を横軸として，栄養量と食形態は別々に設定すべきであるからです。また，多くの病院や施設でも，嚥下食の物性測定はできず，かつ不均一な物性測定方法はまだ十分確立されていないことから，物性測定値も表示していません。

　なお，この嚥下調整食分類2013は，成人の中途障害による嚥下障害症例に対応するものであり，器質的な狭窄による嚥下障害例や小児の嚥下障害の発達過程を考慮したものとは，必ずしも一致していません。

押さえておきたい！

第2章

在宅介護をしながらの嚥下食作りのポイント

押さえておきたい！ 在宅介護をしながらの嚥下食作りのポイント

1. おいしい嚥下食を作るための考え方

（1）なぜ嚥下食はおいしくないといわれるのか？

　ペースト状の嚥下食を作るとき，どうしても食品や料理だけではミキサーが回らないために，水分を足し，ミキサーにかけようとします。水分が多ければ多いほど，なめらかに攪拌ができますが，その結果，でき上がりは水っぽくなってしまいます。そのゆるさをカバーしようと使用するのが，とろみ調整食品やゲル化剤であり，見た目はよくなり，安定しますが，食品や料理由来の粘度ではなく，人工的につけた粘度になり，食感や味が変わってしまいます（図1）。

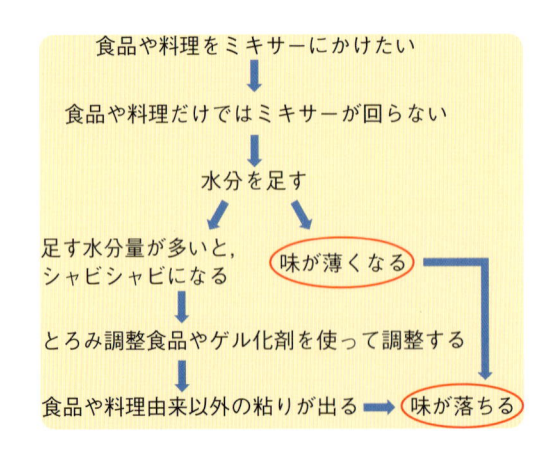

図1　なぜ，嚥下食がおいしくないといわれてしまうのか

（2）おいしい嚥下食を作るためのポイント

　食材が異なれば調理法や工夫の仕方も異なります。そのポイントは2つあり，一つ目は **食形態＝食材×調理法**，そして二つ目はおいしく食べていただくための **味つけ×盛りつけ** です（図2）。

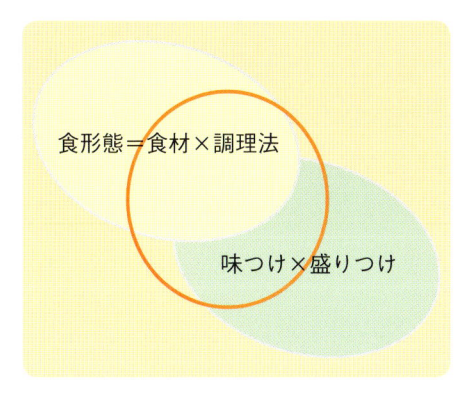

図2 おいしい嚥下食を作るためのポイント

　でき上がりの食形態（表1）をイメージし，表1のように使用する食材のもつ特徴（表2）を理解し，どのような調理法でどのように加工するかを考えていきます（表3）。例えば，冬瓜は水分が多く，くず煮にするとやわらかく仕上がるため，水分を加えることなく，そのままミキサーにかけられます。魚は刺身では，そのままたたけばよいですが，焼くなど熱を加えると水分や脂が落ち，パサパサしがちなため，つなぎを入れてミキサーにかけます。調理の過程で使用する調理器具（鍋，すり鉢，圧力鍋，ミキサー，ハンドブレンダーなど）によっても，でき上がりは変わります。

表1　食形態（一般的な名称）

- 一般食／常菜（一般的に形態の調整が不要で家族と同じ食事）
- 軟菜
- ペースト／ミキサー状
- ゼリー／ムース状　　　　など

表2　食材のもつ特徴

- 液体 or 固形物
- 水分が多い or 少ない
- 加熱するとやわらかくなる or ならない
- 繊維質が多い or 少ない
- 薄いもの or 厚いもの
- でんぷんを多く含む
- とろみ調整食品やゲル化剤（とろみをつけたり，ゼリーやムースに固める素）

表3　調理法

- 加熱する
- 隠し包丁など切り方を工夫する
- 油脂を加えてなめらかにする
- 水分を加える
- つなぎを入れる
- とろみをつける
- ゼリーやムース状に固める
- ミキサーにかける，すり鉢でする
  （調理器具：鍋，すり鉢，圧力鍋，ミキサー，ハンドブレンダー）

　料理そのものにしっかりと味をつける，素材には味つけは少なめにしソースを利用して味をつけるなど，味つけの工夫もいろいろです（表4）。ソースを利用すると，舌ざわりもなめらかになります。盛りつけは，お皿の大きさ，深さ，料理との色合い，また料理も食材ごとに攪拌し，彩りよく盛りつけるよう工夫します（表5）。

表4　味つけ

- 塩味
- しょうゆ味
- みそ味
- 中華味
- 洋風コンソメ味
- ホワイトクリーム味
- ケチャップ味　　など

表5　盛りつけ

- 食器の選択
  自力摂取または要介助により，色，大きさ，深さなどの選び方が変わる
- 見た目
  彩りや盛りつけるボリューム，料理の置く位置などを意識する

（3）おいしい嚥下食作りのコツ

　誰でもどんな身体状況であっても，「おいしい嚥下食が食べたい」そう思ってい

るはずです．おいしく食べていただく＝おいしく作る，これはとても大事なことです．おいしい嚥下食を作るためには，次のことに留意し，調理するとよいでしょう（表6）．

表6 おいしい嚥下食作りのコツ

1. 嚥下食として向いている食材を選ぶ
2. ミキサーにかけるときは水分を入れすぎない
3. ミキサーにかけるときは，しっかりと攪拌する
4. とろみ調整食品やゲル化剤に頼りすぎない（素材を生かす）
5. 必ず味見をする
6. 食べる人を想いながら作る

おいしいと感じる要素は何でしょう．サクサク，バリバリといった食感を期待し，これをおいしいと感じる料理はミキサーにかけてしまうと，その食感を感じられず，嚥下食になるとおいしさは半減してしまいます．なんでもミキサーにかければいい，ということではなく，嚥下食に向かないものは無理に使う必要はありません．

また，ミキサーにかけるときに，水分を入れすぎると味が薄くなってしまいます．そして中途半端な攪拌は，のどに残りやすくなるため，しっかりと攪拌します．とろみ調整食品やゲル化剤は便利ですが，多量に使いすぎると味が落ちてしまいます．見た目で判断せず，味がととのっているかどうか，必ず味見をするようにしましょう．また，食べていただく方の様子（食べ方や食べる機能，食欲の有無，身体の状態など）を想像しながら調理することで，味つけや盛りつけの工夫につながります．

2．嚥下食には欠かせない，調理器具を使いこなそう！

嚥下食作りには欠かせない調理器具の特徴を理解した使い方や，料理による加水量，攪拌時間など，ポイントを押さえて，おいしい嚥下食を作りましょう．

（1）調理器具の種類と特徴

嚥下食を作る過程では，食材をつぶしたり攪拌したりとさまざまな手順を踏み

ます。おいしい嚥下食を作るためにも，適切な調理器具は欠かせません。多くの種類があり，どれを選んだらいいのか迷いますが，選ぶときには，使用するときの食材の量，大きさ，重さ，使い勝手，洗浄の手軽さ，価格などを整理して選ぶようにしましょう。

1）ハンドブレンダー

　水分が少量でも攪拌しやすく，便利です。メーカーにより重さや太さは異なりますので，本体の重さ，握りやすさなどを考慮し，選ぶとよいでしょう。

　うまく刃があたるように，容器を斜めにもって，本体を多少ずらしながら動かすことがコツです。在宅でも使いやすいタイプで，本書のレシピでは，主にハンドブレンダーを使っています。

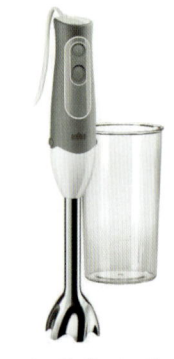

ハンドブレンダー

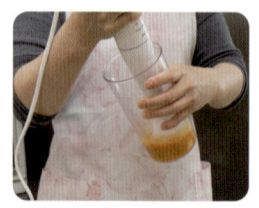

容器は斜めにもつと少量でもなめらかになりやすい

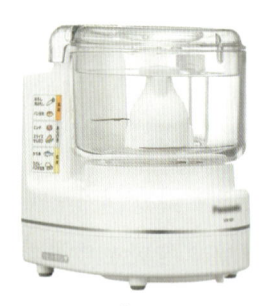

2）フードプロセッサー

　刃が水平に回転し，食材を切り刻みながらすりつぶしていきます。水分の少ない食材をみじん切りにしたり，ペースト状にしたりするのに適しています。水分が多い食材や少量で作りたいときには，あまり向いていません。

フードプロセッサー

3）ミルサー

　フードプロセッサーと似たような機能をもっているタイプで，かつ容量が小さいものです。フードプロセッサーよりも多少，水分が多い食材でもOKです。ただし，容量は小さいので，大量に作りたいときにはあまり向いていません。

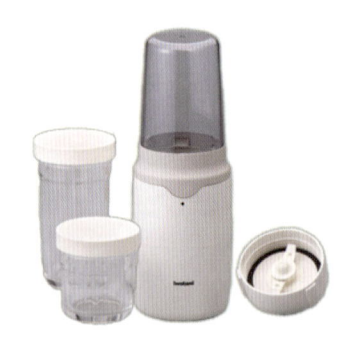

ミルサー

4）ミキサー

　刃が下についていて，水分の多い食材や液体を攪拌するのに便利です。野菜やくだものなどをジュース状にしたり，ペースト状にすることができます。刃が回

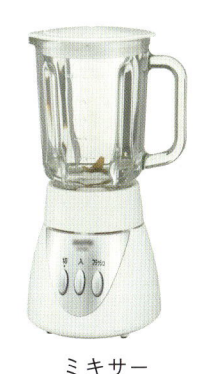

るためには，ある程度の量が必要になり，水分が少ないものや少量のものにはあまり向いていません。

5）すり鉢

食物をすりつぶしながら混ぜるための鉢です。食材を細かく砕いたり，ペースト状にすりつぶすための調理器具です。いも類や水分を多く含む根菜類などはよいのですが，繊維の強いものはなかなか切れにくく，繊維自体が残りやすいため不向きです。

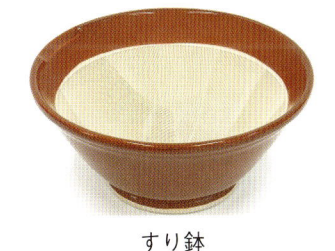

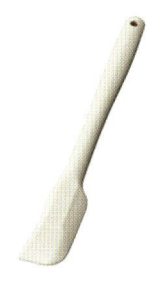

ミキサー

すり鉢

6）シリコンゴムベラ（小タイプ）

攪拌した後の食材を取り出すときに便利です。刃の回りや器のふちに食材が残ってしまいがちですが，このゴムベラがあると便利です。

シリコンゴムベラ（小）

7）泡立て器（ドレッシング用）

とろみ調整食品やゲル化剤を加えるときに使います。スプーンなどで攪拌しながら入れるよりも，この泡立て器で攪拌しながら混ぜることで，ダマになりにくく，きれいに溶かすことができます。

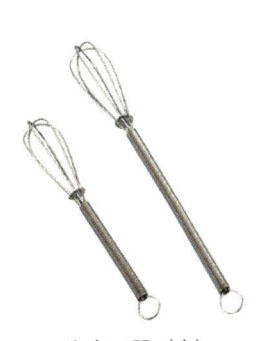

泡立て器（小）

（2）攪拌するときにはどのくらい水分を加えればよいの？

食材を攪拌するときには，そもそもどのくらいの水分が必要でしょうか。先に述べましたが，食材や料理の特徴を考えず，水分を加えてしまってもゆるくなり，多量のとろみ調整食品やゲル化剤での調整が必要になるだけです。でき上がりをイメージし，食材の特徴を理解して調理していきましょう。

1）水分が必要な場合は何を加える？

料理により，水，だし汁，煮汁，スープと異なります。例えば，煮魚であれば

煮汁を，スイートポテトであれば牛乳を加えます。ただし，しっかりと煮つめてある煮汁だと，味が濃くなりすぎてしまいますので，水やだし汁と少し割って味をととのえます。素材の味を生かしたいときは，水で十分です。

2）どのくらいの量を加えたらいいの？

　病院や施設でマニュアル化すると，食材1に対して，同量の水分を加えることが多いようですが，食材によってはまったく加えなくてもよいものもありますし，食材の半量でよいものもあります。マニュアル的に決めてしまうのではなく，食材とよく向き合って考えましょう。例えば，冬瓜のくず煮は，水分を加えることなく，そのまま攪拌することができます。にんじんは少量の水分で十分です。一方で，肉料理や魚料理は，料理自体の水分が少ないため，同量程度の水分が必要な場合があります。また，いも類などのでんぷんが多い食材は，まず油脂を加えて，なめらかにしてから水分を加えましょう。また生を攪拌するよりも，一度加熱してから攪拌したほうがなめらかになります。例えば，リンゴのすりおろしよりもリンゴのコンポートのペーストのほうが，また大根おろしよりも，ゆで大根のペーストのほうがなめらかです。

　加水量を最小限にし，攪拌してペースト状になっても，わずかに縁から水分が

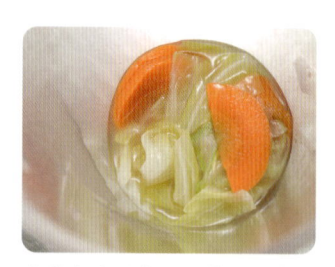

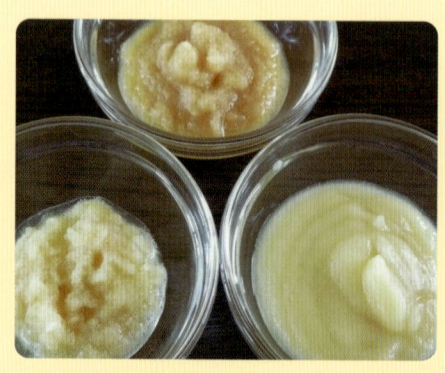

水分を多く含む野菜には食材の半量以下の加水で十分

リンゴ
手前左：リンゴ生すりおろし，奥：生ミキサー，手前右：コンポートのミキサー

大根
手前左：生すりおろし，奥：生ミキサー，手前右：煮大根のミキサー

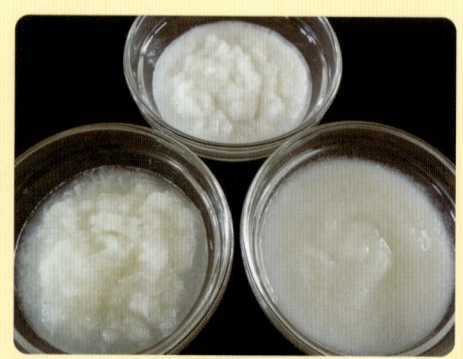

生の状態と加熱したものをミキサーにかけたもののでき上がりの違い

分離してきます。この水分をまとめるためにとろみ調整食品を使用します。この場合の使用量は1人分に対し「ひとつまみ」が原則であり，多量に入れすぎてはいけません。また，ペースト状ではなく，よりなめらかなムースに仕上げたいときは，食材：水分＝1：1〜2など同量の水分よりも多くし，ゲル化剤を加えます。食材：水分の割合が多いか少ないかで，ゲル化剤の量が変わります。

（3）どこまでミキサーにかければよいの？

レシピの多くには「ミキサーにかける」とあります。いったい，どのくらいの時間，ミキサーにかけることを指しているのでしょうか。ここで，ほうれん草とトマトを使って，攪拌時間による，でき上がりの比較をみてみましょう。

1）ほうれん草

ほうれん草は，葉先のみをやわらかくゆでて，軽く水を切る程度です。

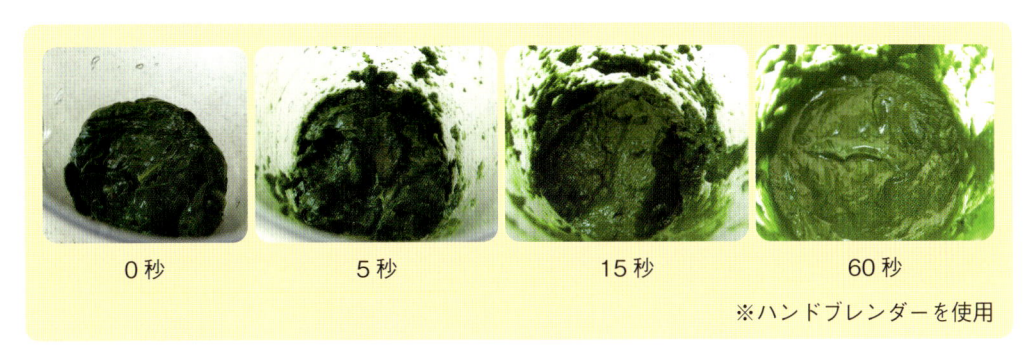

0秒　　5秒　　15秒　　60秒

※ハンドブレンダーを使用

攪拌時間によるでき上がりの比較—ほうれん草

2）トマト

トマトは湯むきし，種を取っておきます。

ほうれん草もトマトも，秒数が進むほど，きれいになめらかなペースト状になっていきます。ほうれん草は繊維を，トマトは皮や種（事前に取ってはいますが）に注意して，攪拌していきます。攪拌すればするほど，なめらかになり空気を含み，ふんわりとでき上がります。繊維の強いものは特に60秒とはいわず，2分程度の攪拌が必要です。ここでとろみ調整食品を加えてととのえたり，オリーブオイルやマトメアップPlusなどの油脂を加えることで，コクが出てきます。

| 0秒 | 5秒 | 15秒 | 60秒 |

※ハンドブレンダーを使用

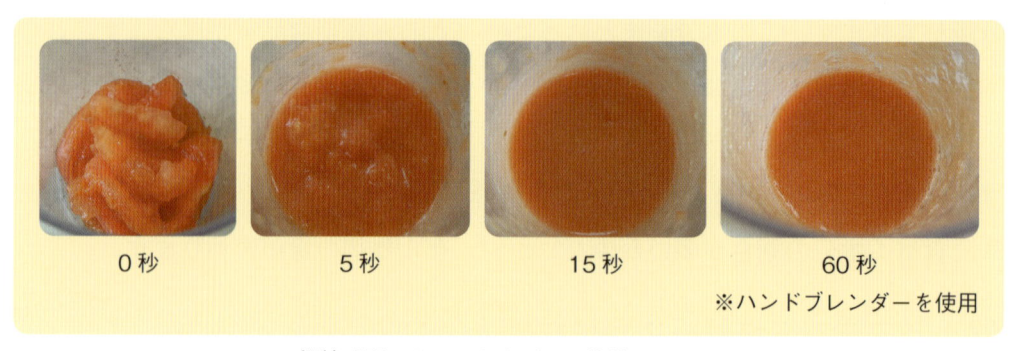

攪拌時間によるでき上がりの比較—トマト

　ただし，口腔内での認知機能が低下した人には，トマトのようにふわっと軽く仕上がってしまうものは，口に入ったときに何が入ったか，あるいは入ったのかどうかもわからず，なかなか口が動かないということがあります。トマト単独ではなく，トマトジュースなどを混ぜて攪拌すると，色もきれいでかつ味も濃厚になり，口腔内での重さも増すため，反応よく食べていただくことができます。

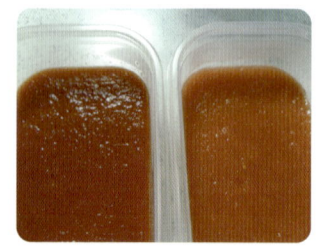

左：トマトジュース入り
右：フレッシュトマトのみ

(4) 汁ものやスープをミキサーにかける

　みそ汁やスープは，具が入っているため，そのままでは飲めず，具を残して汁やスープだけ飲んでいるということを聞きます。しかし，いいダシの出ているスープと一緒に，具材も一緒に食べたいですね。このときは，具材もスープと一緒に攪拌すればいいのです。ここで，理解しておきたいのは，その具材の特徴によって，ややでき上がりの粘度が異なってくることです。

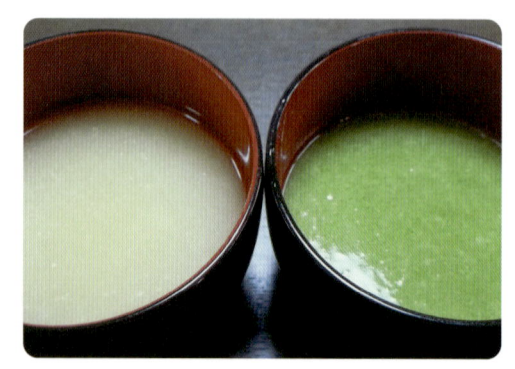

左：みそ汁の具なし，右：具あり

関連レシピ　かぶのみそ汁（➡51頁）
　　　　　　わかめの中華スープ（➡52頁）
　　　　　　あったか豚汁（➡53頁）

　また，スープと一緒に具材も攪拌するときは，攪拌の途中でとろみ調整食品を加えます。汁ものにはとろみがつくまで時間がかかるため，足りないと思って最初に多量に加えてしまい，食事の後半では，とろみでベタベタになってしまったみそ汁を飲んでいたなどということがあります。このような失敗をしないために，とろみ調整食品を加える場合には，一緒にミキサーなどで攪拌すれば，空気を含み，軽いムース状に仕上がるため粘度が高くなることはありません。万が一，添加量が多くなり，粘度が上がってしまったら，手ではなくミキサーでしっかり攪拌しましょう。空気を含むことで粘度を押さえることができ，ムース状に仕上げることができます。

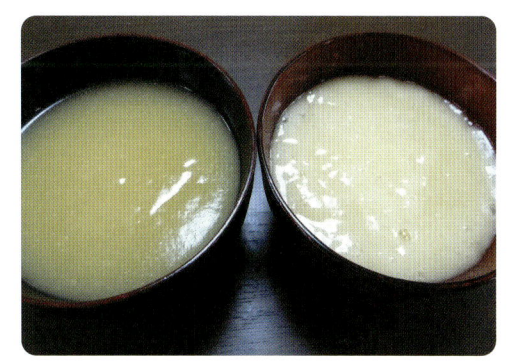

3％のみそ汁（汁のみ具なし）
左：手で攪拌，右：ミキサーで攪拌

（5）手間なく洗浄できる！　これも調理器具選択のポイント

　食材や料理をミキサーにかけるとその多くは，一部が刃の中に残ってしまい，うまく取りきれません。こんなとき，小さなゴムベラがあると便利ですが，なかなか刃の中のほうまでは取りきれないものです。1食に何品も攪拌するとなると，1台のハンドブレンダーを洗いながら使うことになります。何度も同じ作業を繰り返すわけですが，繰り返すごとにハンドブレンダーの洗浄が必要になり，これが意外に面倒くさいものです。簡単に

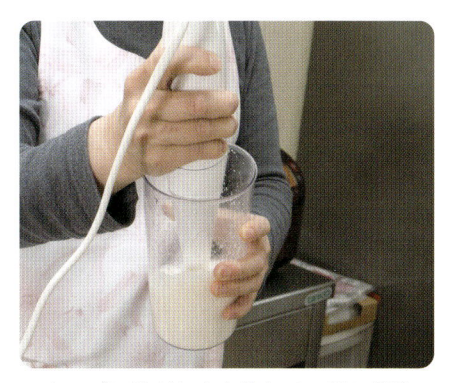

カップに洗剤と水を入れて一緒に攪拌

さっと時間をかけずに洗いながら，次から次へと効率よく攪拌するためには，野菜➡肉・魚（油脂料理）のように調理の手順を考えます。また，洗浄時には食材を入れるカップの中に洗剤を少量入れて，攪拌します。すると刃の間の食材は取れ，油汚れもきれいに落ちます。

3．嚥下食には欠かせない，のどのお掃除と水分補給のゼリー

　ゼリーとひと言でいっても，その食感・味などさまざまあります。嚥下障害者に適したゼリーとは，離水が少なく，かたすぎず，やわらかすぎない適度な食感が求められます。ゼラチンゼリー，寒天ゼリー，フルーツゼリーとさまざまであり，プリン一つとっても，プッチンプリン（グリコ乳業株式会社）と生クリームの入ったなめらかプリン，焼きプリンでは，少しかたさや食感が異なるのがわかるでしょうか。

　一方，私たちは，普段は何気なく食感の違い，味の違いを求めながら食べています。例えば，ふかしいもを食べている途中でお茶を飲みたくなる（パサパサしたものを食べたら，水分がほしくなる），甘いおまんじゅうを食べていたらお茶を飲みたくなる（味の濃いもののあとには，味のないものがほしくなる）などです。

　飲み込みの機能が低下してくると，いろいろ工夫して調理した嚥下食でも，のどに残ってしまうことがあります。のどに残ったままにしておくと，それが誤嚥の原因になってしまうため危険です。そこで，とろみのついた飲みものやお茶ゼリーなどを準備し，数口に1回飲んで（食べて）いただくことで，残留している食べものと一緒にのどを通過し，のどのお掃除ができます。これを「交互嚥下（飲

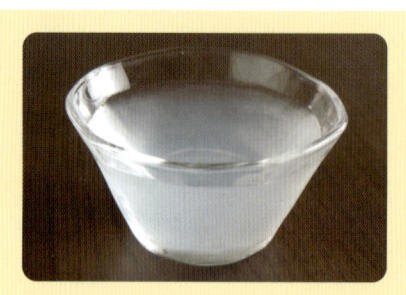

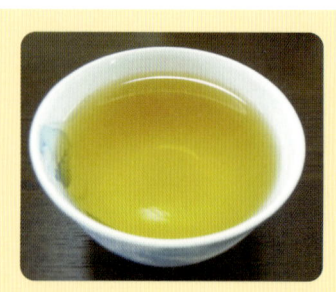

| イオンゼリー | お茶ゼリー |

のどのお掃除に有効なゼリー

み込みやすいものとそうでないものを交互に飲み込む）」と言います。

　この交互嚥下に利用できるのが，とろみのついた飲みものやゼリーであり，特に食事中であれば，水分補給と称して，とろみつきのお茶やお茶ゼリーを準備しておくとよいでしょう。暑い季節には，イオンゼリーもよいでしょう。市販されている嚥下食の中にも，お湯を注ぐだけで，簡単にゼリーになるものもたくさん販売されています。手作りならば，これにオリゴ糖や食物繊維などを加えると，便秘や下痢予防にも有効です。

4．嚥下食作りの基本は主食！　食べやすく，おいしい主食作り

　嚥下食作りというと，副食（おかず）にあたる食材が肉や魚，野菜，大豆製品，乳製品などと多く，その調理の仕方，粉砕方法，ゼリーの作り方など，知っておかなければいけない知識がたくさんあります。あれもこれもと考え，時には迷いながら調理することも少なくなく，でき上がった料理を見て，少しかたかったかな，ややわらかすぎたかな，などと反省しながら，食事介助をすることは実際にあるものです。

　先にお伝えしました交互嚥下は，飲み込みやすいものとそうでないものを交互に嚥下する，ということであり，残留物除去＝のどのお掃除の意味がありますが，とろみのついた飲みものやゼリーだけではなく，やわらかくまとまりやすい料理なども活用できます。そして，主食にあたるお粥は，毎食かなりの頻度で出てくる料理であり，このお粥が水っぽい，ベタベタする，かたいなど不安定だと，より誤嚥のリスクが高くなります。お粥が安定した食感（物性）であれば，交互嚥

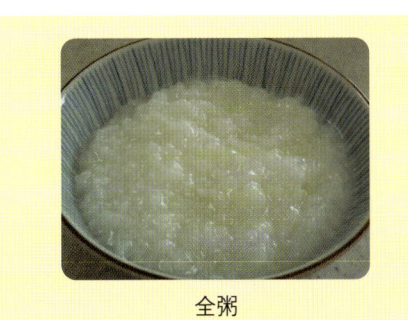

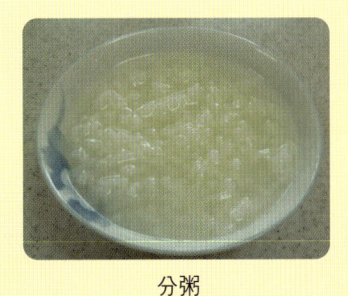

全粥　　　　　　　　　　　　　分粥

お粥の種類

下の役割を担うことができますので，この主食の安定，すなわち安全でおいしいお粥の調理は，とても重要です。訪問栄養指導でも，まず初回で確認するのは，主食のお粥の状態と作り方です。お粥にも，全粥，分粥とさまざまあり，全粥の中でも粥の粒のかたさにより，口腔内でのまとまりやすさは異なります。さらに食事に時間がかかる場合には，唾液で粥のでんぷんが分解され，ちょうどよい食感の全粥も，シャビシャビの分粥状になってしまうことがあります。お粥が分離してしまい，分粥状になってしまうと，口やのどに残ったり，これが原因でむせたりすることがあります。

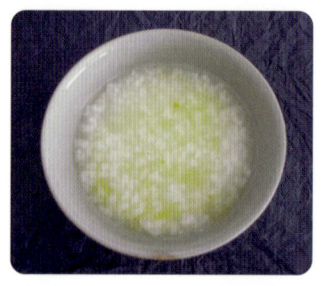

食事中のだ液による粥の分離

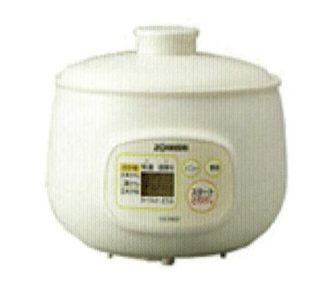

おかゆメーカー

　それでは，主食にあたるお粥は，どんなお粥がよいのでしょうか。在宅では，炊飯器の粥モードや粥専用ポットで炊飯（粥）することをお勧めしています。その理由は ①毎日同じ安定したお粥を炊けること，②粥の粒までやわらかくふっくらと炊き上がるからです。

　健康な私たちが食べるお粥のかたさでは，嚥下障害があるとうまくまとまらず，口やのどに残留してしまいます。嚥下食で使う全粥は，粥の粒ひと粒自体がやわらかくなっていなければならないため，炊き上がったごはんを煮返すなどして作られた全粥でも，やわらかくまとまりやすく仕上げるには，結局1時間くらい煮返すことになり，吹きこぼれや焦げなどにつながりやすく，あまりお勧めしません。

　パッククッキング（巻頭レシピ参照）では，米：水＝1：5～6とし，98度のポットで60～90分加熱すると，粥の粒もふっくらとしたよい全粥ができ上がります。まとめて作って冷凍保存する場合は，保存中にどんどん水分を吸っていくため，解凍して使うときには，もっちりとしてしまいがちです。そのため，冷凍保存用は水分を多めに調理しておくとよいでしょう。解凍後，水を足して再度煮返すことは，粥の分離につながるため，こちらもあまりお勧めしていません。

　嚥下機能によっては，粥もミキサーにかけて，なめらかにする必要が出てきます。粥はミキサーで攪拌してしまうと，糊状になり，逆にベタベタしてしまって，嚥下食には向いていません。そこで，アミラーゼというでんぷんを分解する酵素

の入ったゲル化剤を利用し，サラサラ状のペースト粥または粥ゼリー（ムース）状にして食べるようにします。時々，分離しやすいお粥に，さらにとろみ調整食品を加えているのをみかけますが，粥ととろみ調整食品は似たような成分であり，べたつき感が増しかつ味が落ちてしまうため，これも勧めていません。全粥を食べていて，どうしても途中，粥が分離してしまうけれども，機能的にはペースト状やゼリー状にする必要がない場合には，小分けのお皿を準備し，少しずつ取り分けて，唾液のついたスプーンが直接，お茶碗の粥の中に入ることがないようにすると，分離しにくくなります。

関連レシピ 全粥（➡巻頭レシピ），全粥ゼリー（➡ 48 頁）

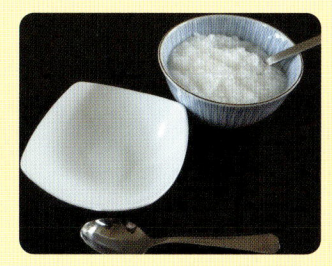

茶碗と小分けの皿，取り分けるためのスプーン

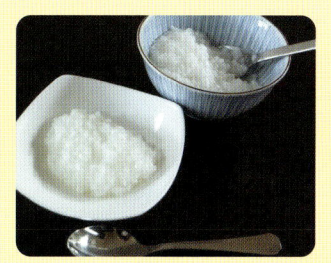

粥の取り分け

その他，主食にお米以外のパンや麺類を食べたいときには，その機能に合わせて表7のように展開していきます。いずれもミキサーにかける場合には，酵素入りのゲル化剤を使用することをお勧めします。

関連レシピ さっぱり醤油ラーメン（➡ 44 頁）
　　　　　　ミートソースパスタ（➡ 46 頁）

表7　主食の展開

常菜	ごはん	パン	うどん	餅
コード4	軟飯	フレンチトースト	煮込みうどん	やわらか餅
コード3	全粥	パン粥	〃	
コード2	ペースト粥	パン粥ペースト	うどんペースト	長いも餅
コード1j	粥ゼリー	パン粥ゼリー	そうめん寄せ	餅ゼリー

＊：コード2，コード1jでは，酵素入りゲル化剤を利用

低栄養予防！

第3章
しっかり食べて，機能もアップ

> 低栄養予防!

しっかり食べて,機能もアップ

1. 食事量が減りやすい要因

　加齢により,唾液の分泌量の減少,味を感じにくい,口の渇きを感じにくい,咀嚼や嚥下機能が低下,消化吸収・排泄能力が低下したりと,身体的にさまざまな変化が出てきます。さらに呼吸器疾患やがんや消化器疾患,糖尿病などの治療や酸素療法などの影響,認知症やうつ病などの疾患,下痢や風邪が続いたり,嗜好の変化,独り暮らしや高齢者世帯,買い物の不便さなどの生活環境の変化,メタボ対策といって油脂や卵を極端に控えているなどの誤った食事認識などから,食事量が減りやすくなります。食事量が減ると,表1のような状態に陥りやすく,特に摂食嚥下障害があると,誤嚥性肺炎にかかりやすく注意が必要です。

表1　食べる量が減ったときに陥りやすい身体状態

- 痩せる
- 握力が弱い
- 口の中が渇く
- だるい,元気がない
- 転びやすい
- 皮膚が乾燥する
- 下肢や腹部がむくみやすい
- 傷や床ずれが治りにくい
- 感染症にかかりやすい

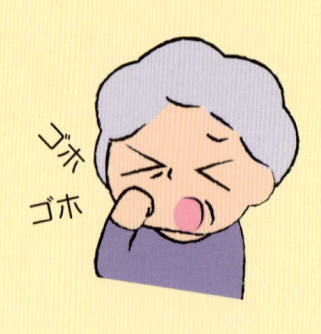

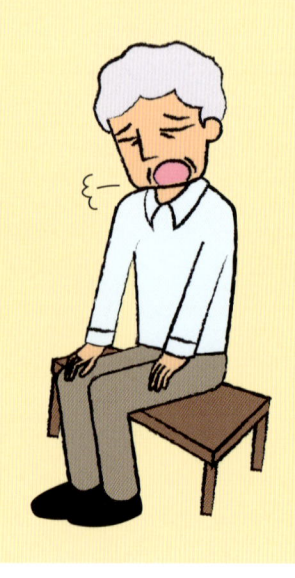

2. 低栄養状態とは

　低栄養状態とは，エネルギーとたんぱく質が欠乏した状態，健康な体を維持し活動するのに必要な栄養素が足りない状態をいいます。咀嚼や嚥下機能が低下してくる＝すなわち食べる機能の低下は，十分な栄養や水分が取れず，低栄養状態や脱水のリスクが高くなります。

　摂食嚥下障害の要因の一つである脳卒中は，通常急性期➡回復期➡維持期（生活期）と経過をたどりますが，発症前から痩せの状態であった方は，入院などでさらに痩せてしまい，重度な栄養障害に陥る場合もあります。急性期にはその身体状況のため，十分に口から食べることができず，筋肉の分解（異化）が進み，栄養状態は悪化しがちです。回復期でも，リハビリテーションによりエネルギー消費量が増しますが，その消費量の増大を考慮しない栄養管理が行われてしまうと，栄養摂取と消費量のバランスが崩れ，栄養状態は悪化してしまいます。低栄養に早く気づき，早く対応できるように意識を高くもっておきましょう。

(1) 簡易栄養状態評価表 (MNA®; Mini Nutritional Assessment) (表2)

　簡易栄養状態評価表（以下，MNA®）は，高齢者に特化した栄養アセスメントツールといわれており，病院から在宅まで幅広く活用されています。MNA®の質問項目は，食事摂取量減少，体重減少，活動レベルの低下，精神的ストレス，急性疾患，神経・精神的問題（認知障害の有無），BMIとなっており，採血なども必要なく，誰でも簡単に使用できるツールです。At risk（低栄養状態のおそれあり）の状態で早期に発見でき，介入することができ，ポイント制になっているため，経時的なモニタリングが可能です。

　その他，筋肉量や皮下脂肪の減少，握力の低下，浮腫（むくみ）の有無なども栄養アセスメントの項目として，評価するものもあります。

表2 低栄養状態のリスク判定

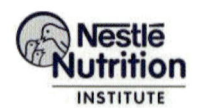

Nestlé Nutrition INSTITUTE

簡易栄養状態評価表
Mini Nutritional Assessment
MNA®

氏名：＿＿＿＿＿＿＿＿＿＿＿＿＿＿　性別：＿＿＿＿＿＿＿＿＿＿＿＿＿＿

年齢：＿＿＿＿　体重：＿＿＿＿kg　身長：＿＿＿＿cm　調査日：＿＿＿＿

スクリーニング欄の□に適切な数値を記入し、それらを加算する。11ポイント以下の場合、次のアセスメントに進み、総合評価値を算出する。

スクリーニング

A 過去3ヶ月間で食欲不振、消化器系の問題、そしゃく・嚥下困難などで食事量が減少しましたか？
0 = 著しい食事量の減少
1 = 中等度の食事量の減少
2 = 食事量の減少なし □

B 過去3ヶ月間で体重の減少がありましたか？
0 = 3kg以上の減少
1 = わからない
2 = 1～3kgの減少
3 = 体重減少なし □

C 自力で歩けますか？
0 = 寝たきりまたは車椅子を常時使用
1 = ベッドや車椅子を離れられるが、歩いて外出はできない
2 = 自由に歩いて外出できる □

D 過去3ヶ月間で精神的ストレスや急性疾患を経験しましたか？
0 = はい　2 = いいえ □

E 神経・精神的問題の有無
0 = 強度認知症またはうつ状態
1 = 中程度の認知症
2 = 精神的問題なし □

F BMI (kg/m^2)：体重(kg)÷身長(m^2)
0 = BMIが19未満
1 = BMIが19以上、21未満
2 = BMIが21以上、23未満
3 = BMIが23以上 □

スクリーニング値：小計（最大：14ポイント）□□
12ポイント以上：栄養状態良好→これ以上のアセスメントの必要なし
11ポイント以下：低栄養のおそれあり→次のアセスメントへ進む

アセスメント

G 生活は自立していますか（施設入所や入院をしていない）
1 = はい　0 = いいえ □

H 1日に3種類以上の処方薬を飲んでいる
0 = はい　1 = いいえ □

I 身体のどこかに押して痛いところ、または皮膚潰瘍がある
0 = はい　1 = いいえ □

J 1日に何回食事を摂っていますか？
0 = 1回
1 = 2回
2 = 3回 □

K どんなたんぱく質を、どのくらい摂っていますか？
・乳製品（牛乳、チーズ、ヨーグルト）を毎日1品以上摂取　はい □　いいえ □
・豆類または卵を毎週2品以上摂取　はい □　いいえ □
・肉類または魚を毎日摂取　はい □　いいえ □
0.0 = はい、0～1つ
0.5 = はい、2つ
1.0 = はい、3つ □.□

L 果物または野菜を毎日2品以上摂っていますか？
0 = いいえ　1 = はい □

M 水分（水、ジュース、コーヒー、茶、牛乳など）を1日どのくらい摂っていますか？
0.0 = コップ3杯未満
0.5 = 3杯以上5杯未満
1.0 = 5杯以上 □.□

N 食事の状況
0 = 介護なしでは食事不可能
1 = 多少困難ではあるが自力で食事可能
2 = 問題なく自力で食事可能 □

O 栄養状態の自己評価
0 = 自分は低栄養だと思う
1 = わからない
2 = 問題ないと思う □

P 同年齢の人と比べて、自分の健康状態をどう思いますか？
0.0 = 良くない
0.5 = わからない
1.0 = 同じ
2.0 = 良い □.□

Q 上腕（利き腕ではない方）の中央の周囲長(cm)：MAC
0.0 = 21cm未満
0.5 = 21cm以上、22cm未満
1.0 = 22cm以上 □.□

R ふくらはぎの周囲長(cm)：CC
0 = 31cm未満
1 = 31cm以上 □

評価値：小計（最大：16ポイント）□□.□
スクリーニング値：小計（最大：14ポイント）□□
総合評価値（最大：30ポイント）□□.□

低栄養状態指標スコア
17～23.5ポイント　□　低栄養のおそれあり (At risk)
17ポイント未満　□　低栄養

Ref.
Vellas B, Villars H, Abellan G, et al. *Overview of MNA® - Its History and Challenges*. J Nut Health Aging 2006; 10: 456-465.
Rubenstein LZ, Harker JO, Salva A, Guigoz Y, Vellas B. Screening for Undernutrition in Geriatric Practice: *Developing the Short-Form Mini Nutritional Assessment (MNA-SF)*. J. Geront 2001; 56A: M366-377.
Guigoz Y. The Mini-Nutritional Assessment (MNA) *Review of the Literature – What does it tell us?* J Nutr Health Aging 2006; 10: 466-487.
® Société des Produits Nestlé, S.A., Vevey, Switzerland, Trademark Owners
© Nestlé, 1994, Revision 2006. N67200 12/99 10M
さらに詳しい情報をお知りになりたい方は、www.mna-elderly.com にアクセスしてください。

（http://www.mna-elderly.com/mna_forms.html）

3．濃厚流動食のアレンジメニュー

　食欲がないときには，少量で高栄養となるようにさまざまな工夫が求められます。食事だけでは十分な栄養が取れない場合には，医師より栄養剤が処方されたり，ドラッグストアや介護ショップなどで濃厚流動食が簡単に手に入るようになっています。便利に利用できる濃厚流動食も継続して飲むことで飽きてしまい，なかなか飲み続けられないということも少なくありません。そこで，濃厚流動食を使ったアレンジメニューをご紹介します。これらのレシピを参考に，個々の機能に合わせて，さらにやわらかくしたり，とろみをつけたりなど，工夫をしてみてください。

> **コラム**
>
> **地域による食支援〜訪問栄養指導の活用を〜**
>
> 　平成26年度老人保健健康増進等事業の「管理栄養士による在宅高齢者の栄養管理の在り方に関する調査研究事業」で，日本栄養士会と日本在宅栄養管理学会が連携し，「地域における訪問栄養食事指導ガイド」と「管理栄養士の訪問サービスリーフレット」が作成されました。内容は，地域活動で必要な基本的な事柄から，契約，在宅という現場で働くためのやり方やマナー，事例など，多くの情報が入っています。日本栄養士会のHPにも掲載されており，ダウンロードすることもできます。お手元にない方は資料として参考にされるとよいかと思います。
>
> 　http://www.dietitian.or.jp/data/pdf/h26-2.pdf
> 　（訪問栄養食事指導ガイド）
> 　http://www.dietitian.or.jp/data/pdf/h26-3.pdf
> 　（事業者向けリーフレット）
> 　http://www.dietitian.or.jp/data/pdf/h26-4.pdf
> 　（利用者向けリーフレット）

濃厚流動食アレンジメニュー

蒸しパン

材料（2個分）

ホットケーキミックス	50 g
卵	1/4 個
マヨネーズ	大さじ1
砂糖	大さじ1
濃厚流動食	50 mL

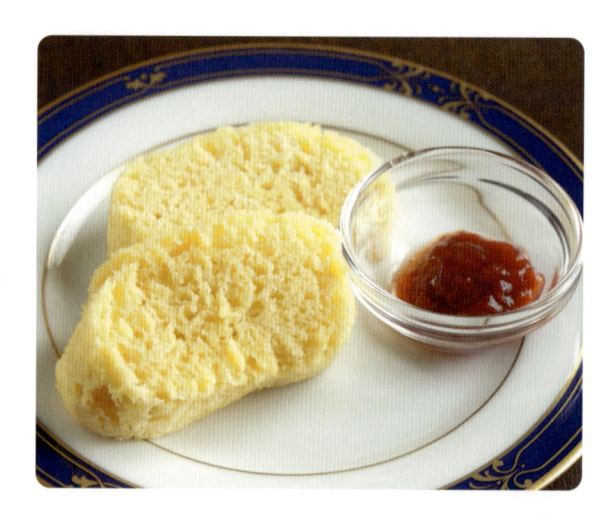

作り方

❶ ボールに卵を割りほぐし，マヨネーズを加え混ぜる。
❷ ①に，砂糖と濃厚流動食を加え，さらに混ぜる。
❸ ②にホットケーキミックスを混ぜ合わせる。
❹ 油（分量外）を薄く塗った器に半量ずつ入れ，電子レンジで4分加熱する。

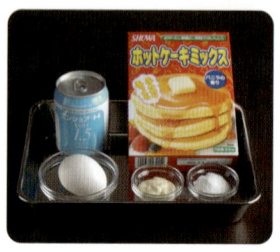

ポイント

- ホットケーキミックスや蒸しパンミックスを利用すれば簡単に蒸しパンが作れる。
- マヨネーズが味のアクセントになり，朝食の主食としても使える。

濃厚流動食アレンジメニュー

カップスープ

材料（1人分）

カップスープの素	1袋
湯	50 m*l*
濃厚流動食	100 m*l*
塩	お好み

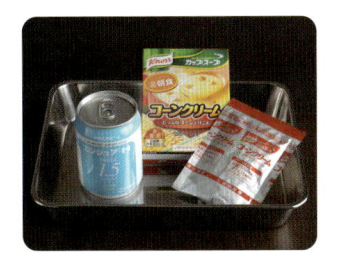

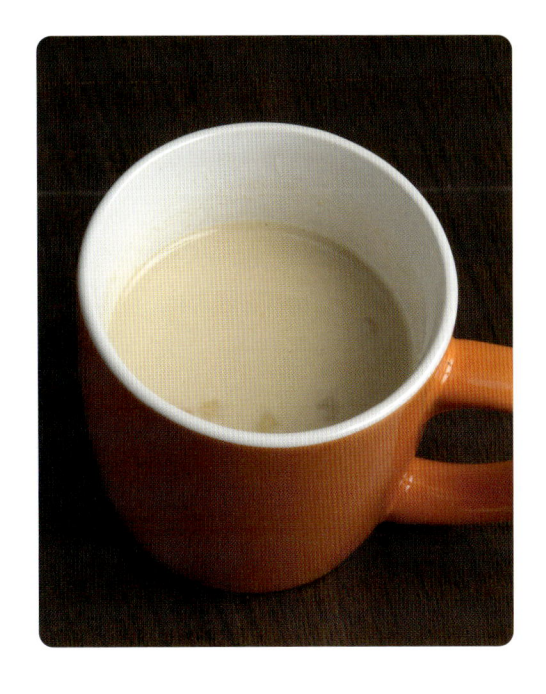

作り方

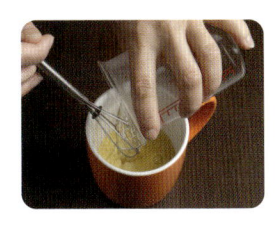

❶カップスープの素をマグカップに入れ，湯を注ぎ混ぜる。

❷①を電子レンジに入れ，一度加熱し練る。

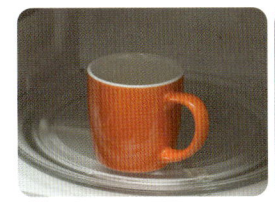

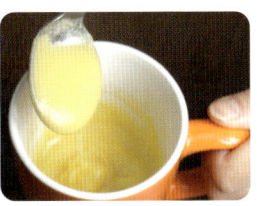

❸②に少しずつ濃厚流動食を加え，よく混ぜる。

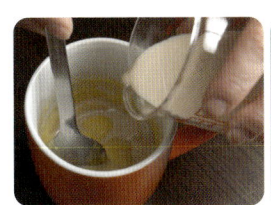

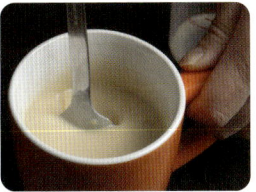

❹お好みで塩で味つけする。

💡ポイント

- カップスープの素を利用し，甘い飲みものから塩味の飲みものに。
- 少量の熱湯ではカップスープの粉末に十分に火が入らないため，一度電子レンジで加熱するとよい。

濃厚流動食アレンジメニュー

イオン飲料割り

材料（1人分）

濃厚流動食	200 m*l*
イオン飲料	100 m*l*

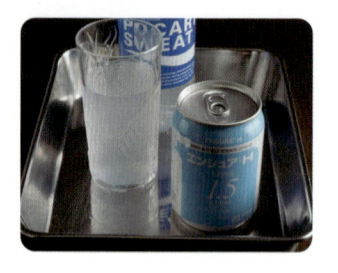

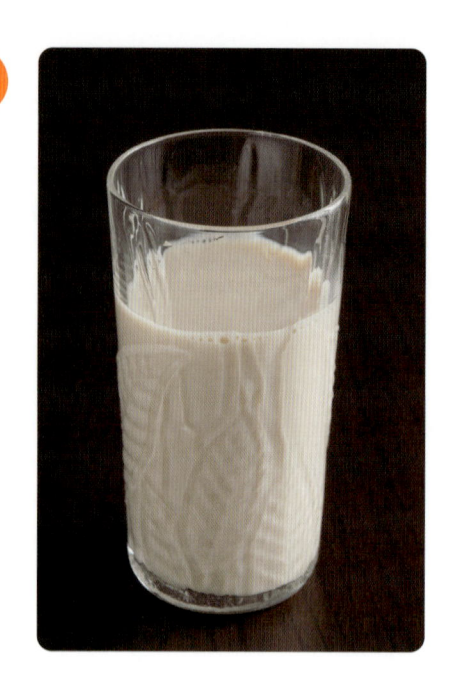

作り方
❶ 濃厚流動食とイオン飲料を混ぜる。

ポイント
- 好みにより，濃厚流動食とイオン飲料の割合を変えるとよい。

濃厚流動食アレンジメニュー

シャーベット

材料（1人分）

濃厚流動食	50 mℓ
ヨーグルト	50 mℓ
ジャムやチョコレートシロップなど	お好み

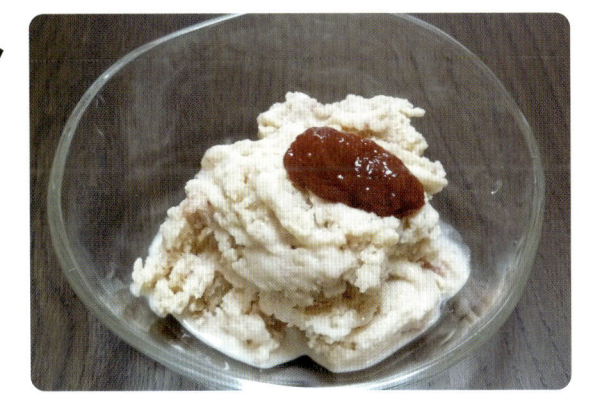

作り方

❶ ポリ袋に濃厚流動食とヨーグルトを入れ，手でよくもみ混ぜ合わせる。

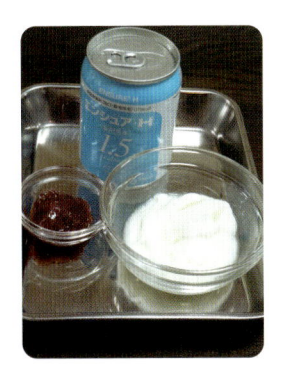

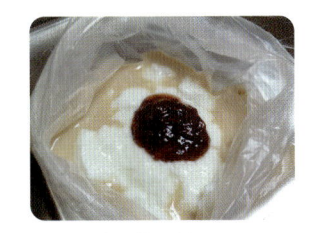

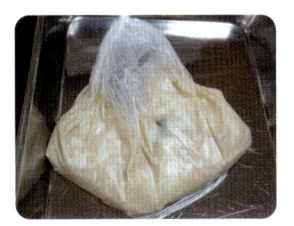

ポリ袋に入れる　　　ポリ袋の口を結びよくもむ

❷ ポリ袋の口を閉じ，冷凍庫で3時間以上，冷やし固める。
❸ お皿に盛りつけ，ジャムなどお好みのものを添える。

💡ポイント

- 飲み残しになってしまった流動食を利用し，凍らせておくとよい。
- 冷たく，さっぱりと食べることができる。

簡単！
おいしい！

第4章
嚥下食レシピ集

注）本書のレシピでは，主に次のものを使用しています
- とろみ調整食品：トロミアップパーフェクト，ソフティアS
- 加熱タイプのゲル化剤：ゼリーパーフェクト，ソフティアG
- 非加熱タイプのゲル化剤：ミキサーパウダーMJ
- 酵素入りゲル化剤：スベラカーゼ

主食

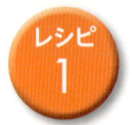

レシピ 1

嚥下食，食べたいランキング上位！
さっぱり醬油ラーメン

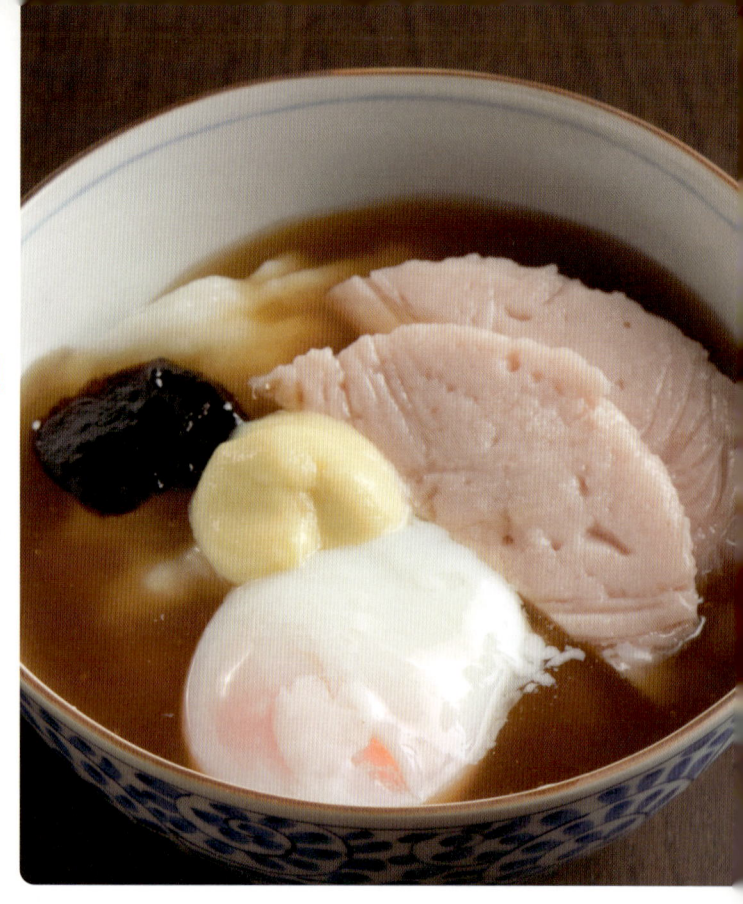

材料（1人分）

- ラーメンの麺（ゆで）……………………… 120g
- 湯 ……………………………………………… 240cc
- 酵素入りゲル化剤 ………………………… 6g
- ラーメンスープ …………………………… 150cc
- とろみ調整食品 …………………………… 3g
- 温泉卵 ………………………………………… 1個
- のりの佃煮 ………………………………… 5g
- ハムのムース* ……………………………… 2個

*下記の1/2量
- ハム ………………………………………… 2枚（40g）
- コンソメスープ …………………………… 40cc
- 塩，こしょう ……………………………… 少々
- ゲル化剤（非加熱タイプ）……………… 小さじ1/2

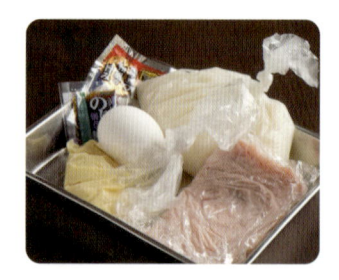

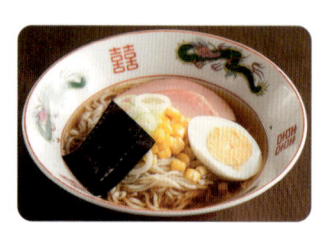

醬油ラーメン（常食）

作り方

❶ ラーメンの麺はやわらかくゆでておく。

❷ 80度以上のお湯と酵素入りゲル化剤をミキサーにかけ、ゆで麺を加えて、さらにミキサーにかける。

❸ ②をポリ袋に入れて冷やし固める。

❹ ラーメンスープはとろみをつけておく。

❺ ③のポリ袋の先端を切って、器に麺状に盛りつけ、④のスープをかける。

❻ 温泉卵、のりの佃煮、ハムのムースなどの具を盛りつける。

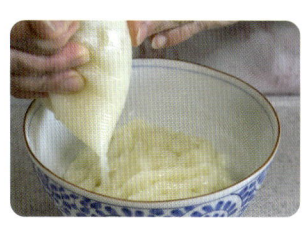

ポリ袋を利用して麺状に盛りつける

ポイント

- ラーメンの麺はミキサーにかけると粘りが出るため、酵素入りゲル化剤を使用してなめらかに仕上げる。
- 麺のゆで方により、やわらかさが異なる。麺がやわらかい場合、水分を多く含むため、固まり方が変わってしまうので注意する。
- 最初にお湯と酵素入りゲル化剤だけざっとミキサーにかけ、その後、麺を加えて再度ミキサーにかけることで、よりきれいに仕上がる。
- ポリ袋に入れて、その先端を切って、器に盛れば、麺状に盛りつけることができ、見た目にもよい。
- ラーメンの汁はお茶などに比べてとろみがつきにくいため、早めに作り、2度混ぜし、安定させておく。
- 袋タイプの生麺と別売りのラーメンのたれを使用することで、風味豊かなラーメンに仕上がる。
- インスタントラーメンやカップラーメンを用いてもよい。

主食

レシピ 2

家族と一緒にパスタランチ！
ミートソースパスタ

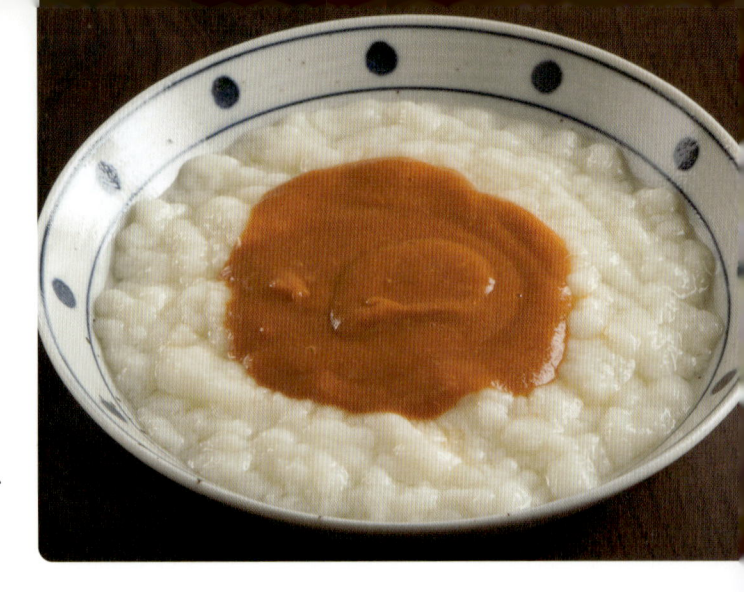

材料（1人分）

- スパゲティ（軟ゆで）･････････････････ 120 g
- 湯 ･･･････････････････････････････････ 120 cc
- 酵素入りゲル化剤 ･･････････････････････ 6 g
- 市販ミートソース ･････････････････････ 120 g

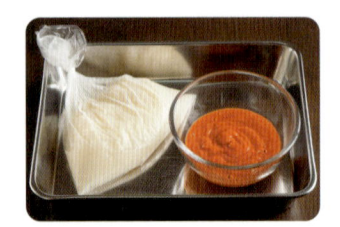

作り方

❶ スパゲティはやわらかくゆでておく。
❷ ①のスパゲティと80度以上のお湯に酵素入りゲル化剤を加え，ミキサーにかける。
❸ ②をポリ袋に入れて冷やし固める。
❹ ミートソースをミキサーにかける。
❺ 器に③のポリ袋の先端を切って，麺状に盛りつけ，④のソースをかける。

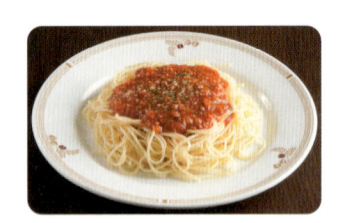

スパゲティ（常食）

ポイント

- パスタは早ゆでタイプを選ぶとよりやわらかく仕上がる。
- ゆでたマカロニをお湯とともにミキサーにかけると粘りが出るため，酵素入りゲル化剤を使用する。
- パスタのゆで方によりやわらかさが異なる。パスタがやわらかい場合，水分を多く含むため，固まり方が変わってしまうので注意する。
- 最初にお湯と酵素入りゲル化剤だけざっとミキサーにかけ，その後スパゲティを加えて再度，ミキサーにかけることで，よりきれいに仕上がる。

コラム

ミキサーにかけるときの回転数

　ミキサーにかけるとき，最初から高速回転ミキサーにかけるのではなく，最初は1秒程度ずつ数回ブーン，ブーンと回転させ，まずざっくりと切断します。ある程度細かくなれば，あとは高速回転でミキサーにかけることで，なめらかで安定したペースト状になります。

　業務用のミキサーでは，回転数を設定できるものもあり，低速回転から徐々に回転数を上げていきます。

主食

レシピ 3

毎日の主食は安全でおいしく！
全粥ゼリー

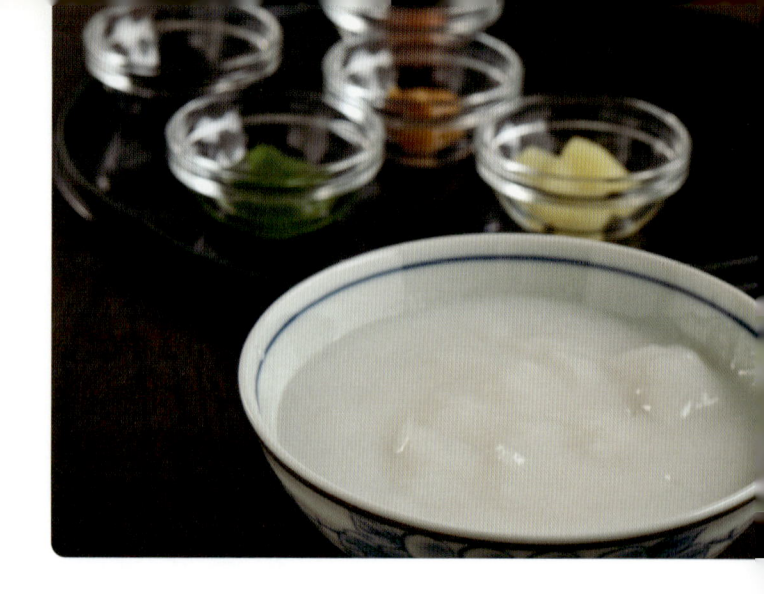

材料（1人分）

全粥 ································· 200 g
酵素入りゲル化剤 ················· 3 g
（添え：のり佃煮，ねり梅，たいみそ，たくあん，きゅうりの浅漬け）

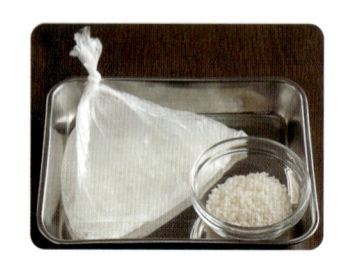

作り方

❶ 全粥を作る。
❷ 熱いうちに全粥に酵素入りゲル化剤を加え，ミキサーにかけ，器に盛りつける。

ポイント

- 全粥はミキサーにかけると粘りが出るため，酵素入りゲル化剤を加える。
- まとめて作って，1食分ずつ小分けにし，冷凍しておくこともできる。
- 冷凍したものは，80度以上に再加熱してから使用する。
- 温度によりお粥の物性は異なり，温かければペースト状に，常温ではゼリー状に固まる。

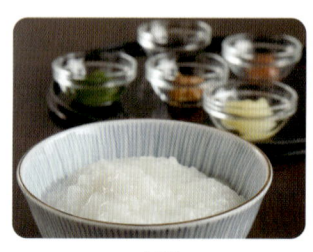

全粥

漬物

レシピ 4

お粥のお供に！
たくあん

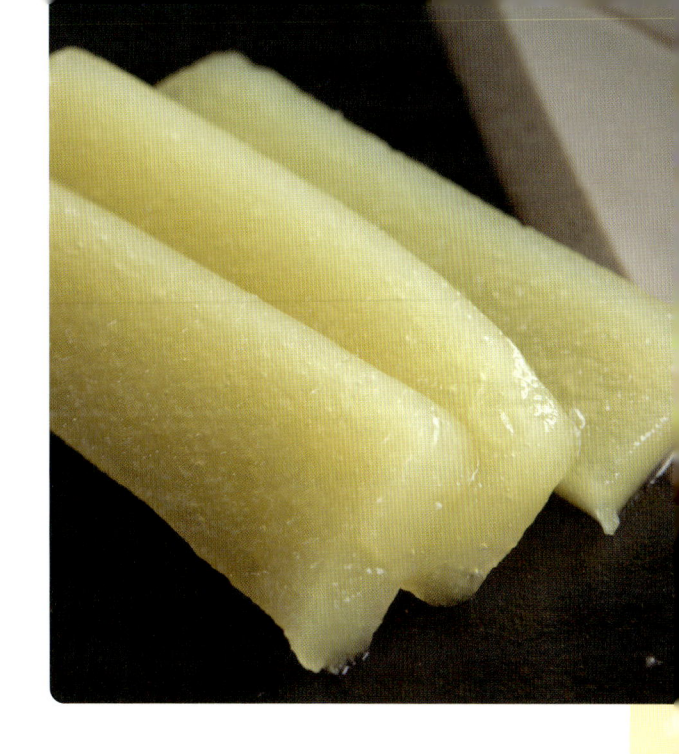

材料　※作りやすい分量で提示しています。

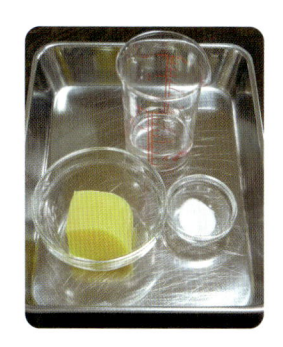

たくあん ……………………………………… 100 g
水 ……………………………………………… 50 cc
ゲル化剤（非加熱タイプ）………………… 小さじ 1/2

作り方

❶ たくあんは，水と一緒にミキサーにかける。
❷ しっかりとミキサーにかけたら，ゲル化剤を加える。

💡ポイント

- たくあんはしっかりとミキサーにかけることでなめらかに仕上がる。
- ゲル化剤を加えることで，よりなめらかに仕上がる。
- 定番ののりの佃煮やねり梅以外にも，たくあんの風味や味を楽しむことができる。
- ゲル化剤は，状態により添加量を加減する。

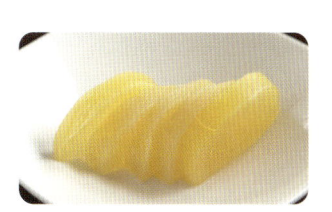

たくあん（常食）

漬物

レシピ 5

お粥のお供に！
きゅうりの浅漬け

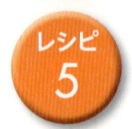

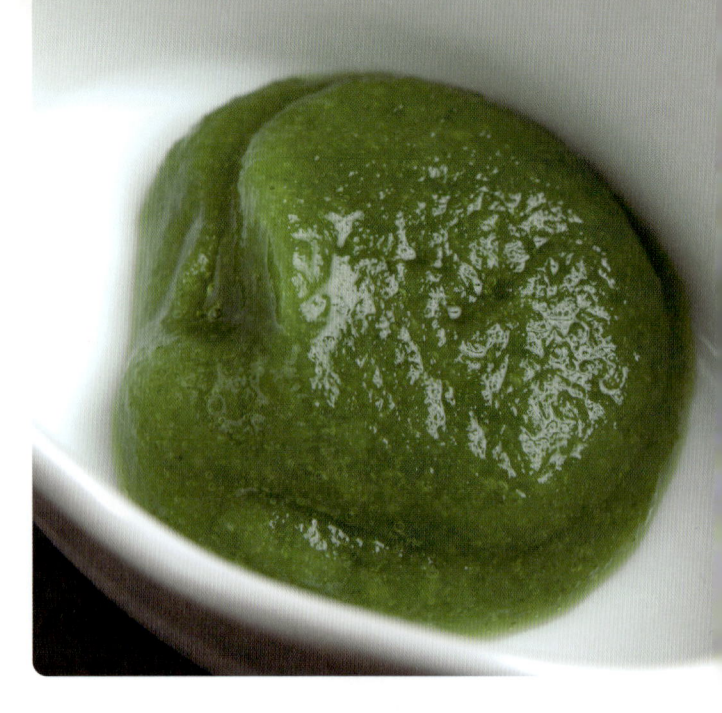

材料　※作りやすい分量で提示しています。

きゅうりの浅漬け ……………………………… 100 g
水 ……………………………… 大さじ 1（15 cc）
ゲル化剤（非加熱タイプ）……………… 小さじ 1/2

作り方

❶ きゅうりの浅漬けは，大さじ 1 の水と一緒にミキサーにかける。
❷ しっかりとミキサーにかけたら，ゲル化剤を加える。

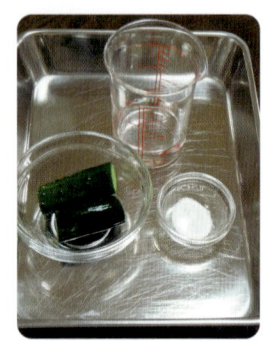

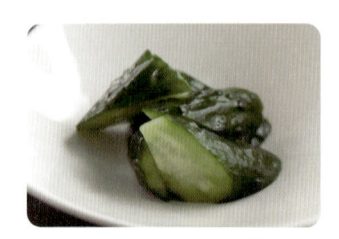

きゅうりの浅漬け（常食）

ポイント

- きゅうりはすりおろしてもよいが，ミキサーにかけるとなめらかに仕上がる。
- ゲル化剤を加えることで，よりなめらかに仕上がる。
- ゲル化剤の添加量を増やし，ゼリー状に固めてもよい。
- ゲル化剤の代わりにとろみ調整食品を加えてもよい。
- 定番ののりの佃煮やねり梅以外にも，きゅうりの浅漬けの風味や味を楽しむことができる。
- パックに入れていつでも食べられるようにすると便利。

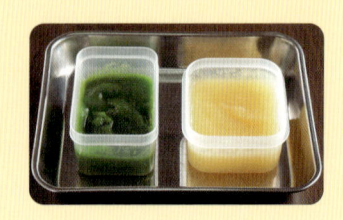

汁物
レシピ 6

やわらか野菜のおみそ汁！
かぶのみそ汁

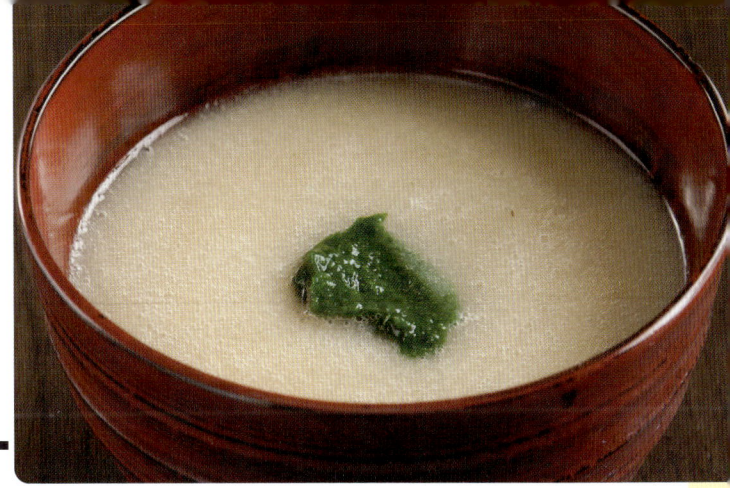

材料（1人分）

- かぶのみそ汁 ……………………… 1人前（150 cc）
- とろみ調整食品 ……………………… ひとつまみ

※
- かぶの葉 ……………………………………… 30 g
- 湯 …………………………………………… 大さじ1
- ゲル化剤（非加熱タイプ）……………… 小さじ1/2

※作りやすい分量で提示しています。

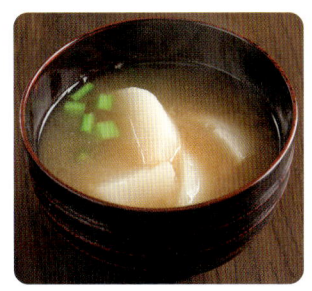

かぶのみそ汁（常食）

作り方

❶ かぶのみそ汁を作る。

❷ かぶとみそ汁を一緒にミキサーにかけ，とろみ調整食品をひとつまみ加えて，とろみをつける。

❸ かぶの葉はやわらかくゆでて，お湯と一緒にミキサーにかけ，ゲル化剤でまとめる。

❹ ②をお椀によそい，③を彩りよく盛りつける。

ポイント

- みそ汁は汁のみではなく，具と一緒にミキサーにかける。
- かぶは水分が多いため，とろみ調整食品でとろみの程度を加減する。
- かぶの葉は少量ではミキサーで回りにくく，ミキサーのタイプに合わせて量を調整する。彩りもよいため，多めに作って保存しておいてもよい。
- 別々ではなく，かぶの葉も一緒にミキサーにかけてよいが，繊維が強いため，よりしっかりとミキサーにかける。

汁物
レシピ 7

食物繊維たっぷり！
わかめの中華スープ

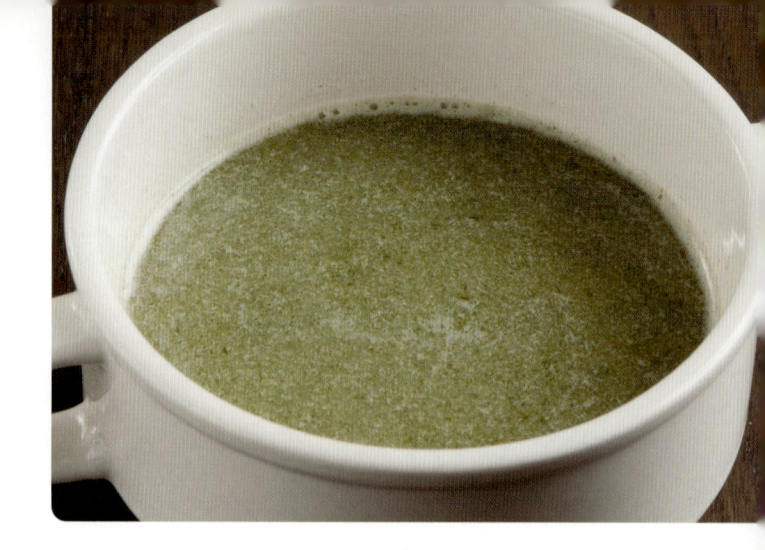

材料（1人分）

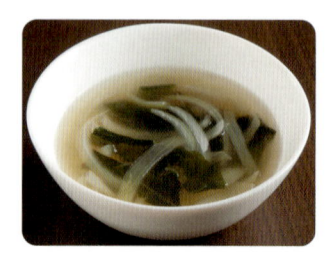

わかめの中華スープ ……………………… 1人前（150 cc）
（わかめ，玉ねぎ，しょうが，中華スープ，塩，こしょう）
とろみ調整食品 ………………………………… ひとつまみ

わかめの中華スープ（常食）

作り方

❶ わかめの中華スープを作る。
❷ 具と一緒にすべてミキサーにかける。
❸ とろみの程度を確認し，必要な場合はとろみ調整食品でとろみをつける。

💡 ポイント

- 中華スープは，具と一緒にミキサーにかける。
- わかめはミキサーにかけるだけでとろみがつくため，とろみ調整食品の使用は不要な場合もある。

汁物
レシピ 8

根菜たっぷり！
あったか豚汁

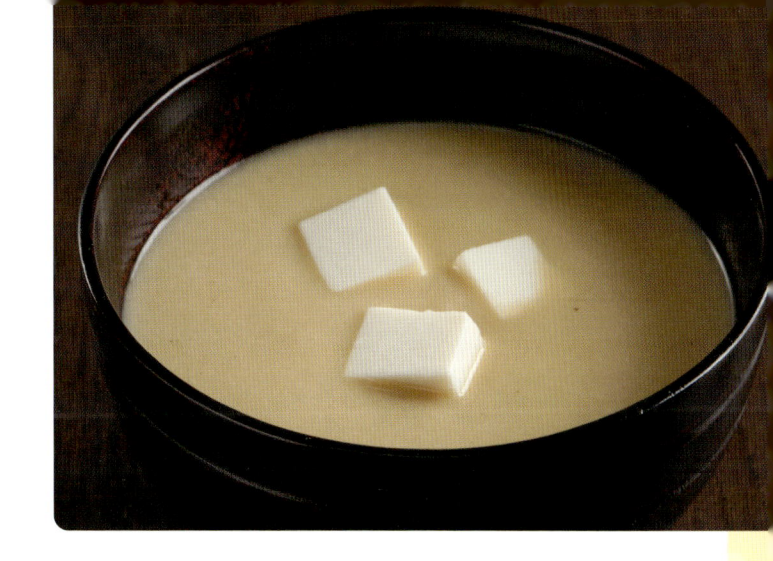

材料（1人分）

豚汁 ……………………………………………………………… 1人前（150 cc）
（豚バラ肉，ねぎ，ごぼう，里いも，大根，生しいたけ，絹ごし豆腐，だし汁，みそ）

作り方

❶ 豚汁を作る。
❷ 豆腐以外の具を一緒にすべてミキサーにかける。
❸ ②を器に盛りつけ，さっと湯通しした角切りの豆腐をのせる。

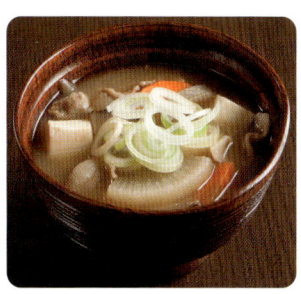

豚汁（常食）

ポイント

- 豚汁は，具と一緒にミキサーにかける。
- 具は根菜が多く，ミキサーにかけるだけでとろみがつくため，とろみ調整食品の使用は不要な場合もある。
- 豆腐は絹ごし豆腐を使用。加熱しすぎるとかたくなるため注意する。

汁物
レシピ 9

中華もおいしく食べたい！
スープ餃子

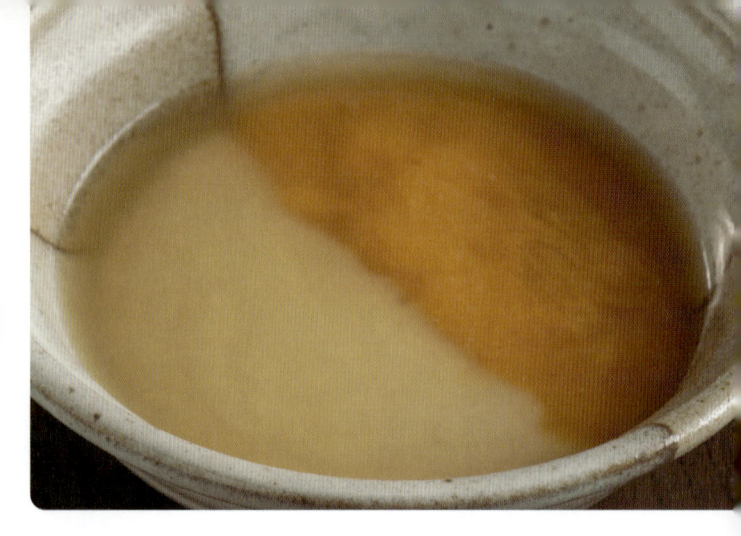

材料（1人分）

餃子	3切（50 g）
スープ	大さじ1
キャベツ	20 g
にんじん	10 g
ねぎ	5 g
スープ	30 cc
とろみ調整食品	ひとつまみ
スープ	100 cc
とろみ調整食品	1 g

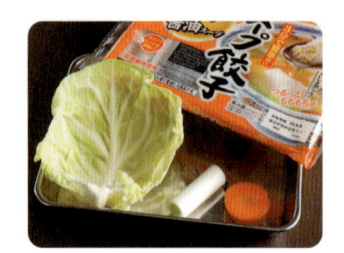

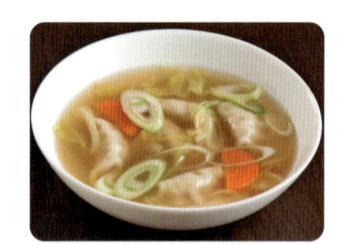

スープ餃子（常食）

作り方

❶ スープ餃子を作る。

❷ 餃子の皮の一部をむき，スープ大さじ1と餃子を一緒にミキサーにかける。

❸ キャベツとにんじんはスープと一緒にミキサーにかけ，とろみをつける。

❹ 別にスープのみを取り出し，とろみをつけておく。

❺ 器に②と③を盛りつけ，その上から④のスープを流し入れる。

💡ポイント

- 餃子の皮はでんぷんが多く，ミキサーにかけると粘りが出るため，皮をむいて半分くらいに減らすか，または酵素入りゲル化剤を利用する。
- 具はスープと一緒にミキサーにかけ，状態に合わせてとろみをつける。
- スープだけ別にとろみをつけ，上からかけることで，見た目も味も食感もよくなる。

主菜

レシピ 10

風味豊かに，食欲増進！
カレーライス

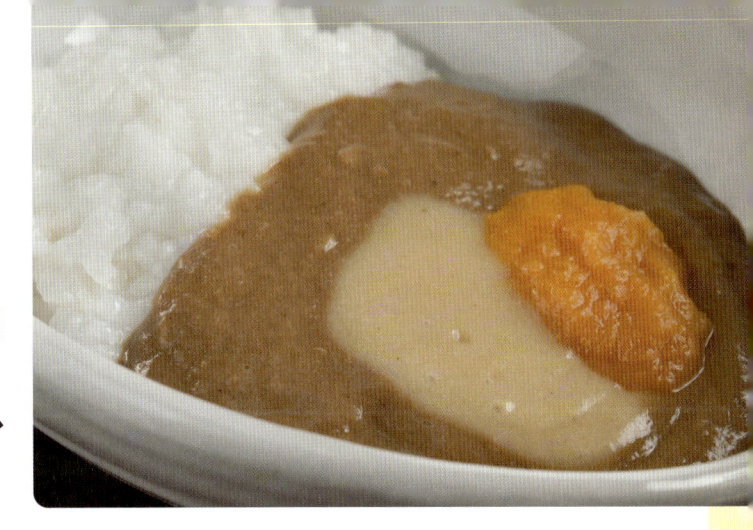

材料（1食分）

カレー
（牛肉，玉ねぎ，じゃがいも，にんじん，カレールー）

┌ じゃがいも	30 g
└ 湯	大さじ1
┌ にんじん	30 g
└ 湯	大さじ1
全粥	150 g

作り方

❶ カレーを作る。
❷ カレールーと牛肉，玉ねぎを一緒にミキサーにかける。
❸ じゃがいもとにんじんは別に取り出し，お湯を加えてミキサーにかける。
❹ 全粥を器に盛りつけ，②のカレールーをかけ，③のじゃがいもとにんじんをカレールーの上にのせる。

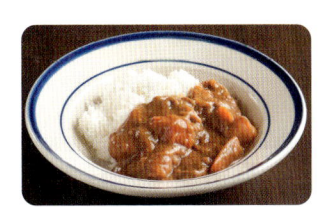

カレーライス（常食）

ポイント

- 彩りよく仕上げるために，じゃがいもとにんじんは，カレールーとは別に，ミキサーにかける。
- 時間がないときなどは，カレールーと具をすべて一緒にミキサーにかけてもよい。
- カレーライスは風味がいいので，食欲増進にもよい。

主菜

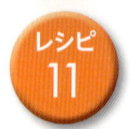

レシピ 11

白身魚の蒸し料理！
たらの かぶら蒸し

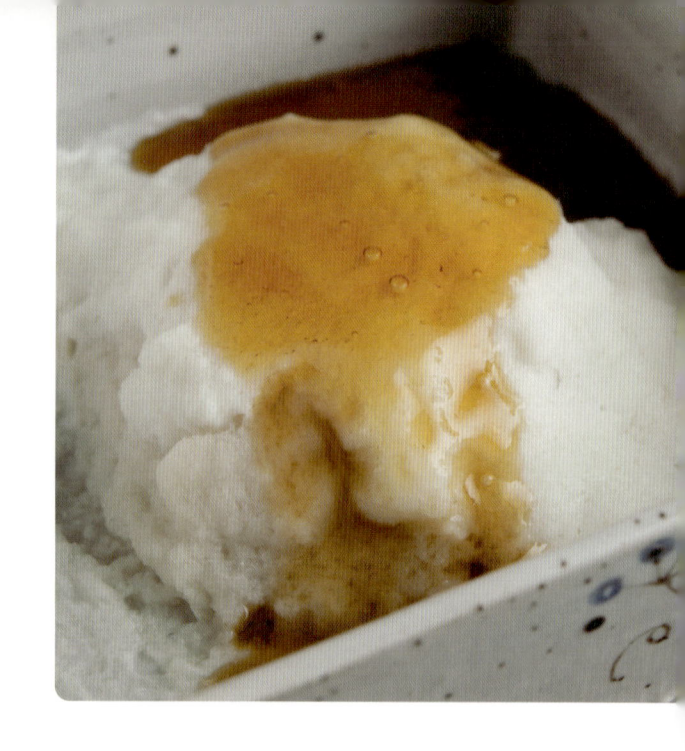

材料（1人分）

- たら ･･････････････････････････････ 50 g
- 塩，酒 ･･････････････････････････････ 少々
- マトメアップ Plus ･･････････････････････････ 小さじ 1
- かぶ ･･････････････････････････････ 1 個
- 卵白 ･･････････････････････････････ 1 個分
- 塩 ･･････････････････････････････ 少々

和風ソース
- 麺つゆの素 ･･････････････････････････ 50 cc
- とろみ調整食品 ･･････････････････････ 小さじ 1/2

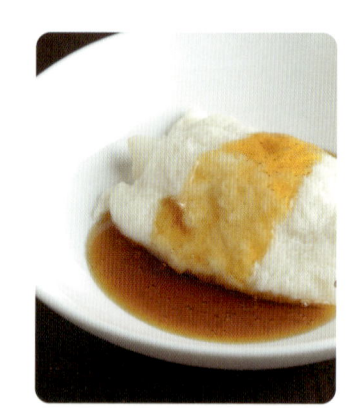

たらのかぶら蒸し（常食）

作り方

❶ たらはお酒と塩をふり，電子レンジで蒸しておく。

❷ ①の骨と皮を取り，マトメアップ Plus を加え，ミキサーにかける。

❸ かぶはすりおろし，7分程度，泡立てた卵白と塩を加える。

❹ ③をさらにミキサーにかける。

❺ 器に②を盛りつけ，④をかけて蒸す（レンジで加熱でもよい）。

❻ ⑤に和風ソースをかける。

ポイント

- たらは，ミキサーにかけるときのつなぎに油脂（マトメアップ Plus）を使う。
- かぶはすりおろし，卵白と一緒に蒸すことでふんわり仕上がる。
- すりおろすだけでなく，さらにミキサーにかけることで，よりなめらかに仕上がる。
- 蒸すときはレンジを使ってもよい。
- かぶのなめらかさをさらに求める場合は，かぶと卵白と塩だけ別に蒸して（レンジ可），加熱したものを再度ミキサーにかけてもよい。
- 上からソースをかけることで，表面に味がつき，なめらかに仕上がる。

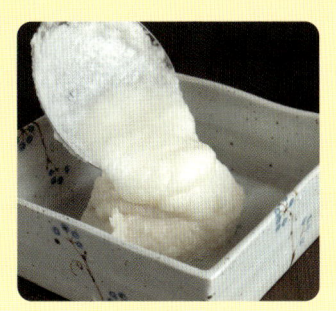

ミキサーでなめらかになったかぶのソースをかける

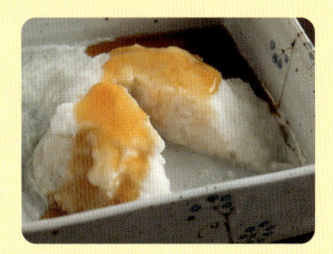

和風ソースがかかることで，味やなめらかさがコーティングされる

コラム

『ミキサーのかけ方のコツ』

　ミキサーにかけるけれど，刃のぎりぎりのところくらいまでしか食材がありません。こんな悩みをよく聞きますが食材の量が少ないと，ミキサーの刃がうまく食材に当たらず，細かくなりにくく空回りしてしまいます。そんなときには，まず，ミキサーの刃がどのような動きで回転するのか，よく観察してみましょう。そしてミキサー本体を少し斜めにして，回転させます。斜めにしたまま右に左にと動かすことで，食材にいろいろな方向から刃が当たり，うまく回るようになります。ここで分量を増やすために水分を加えてしまうと，とろみ調整食品が必要になり，味がうすくおちてしまいます。

主菜
レシピ 12

パサパサしがちな焼き魚もなめらかに
焼き塩さば

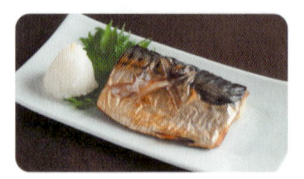

塩さば（常食）

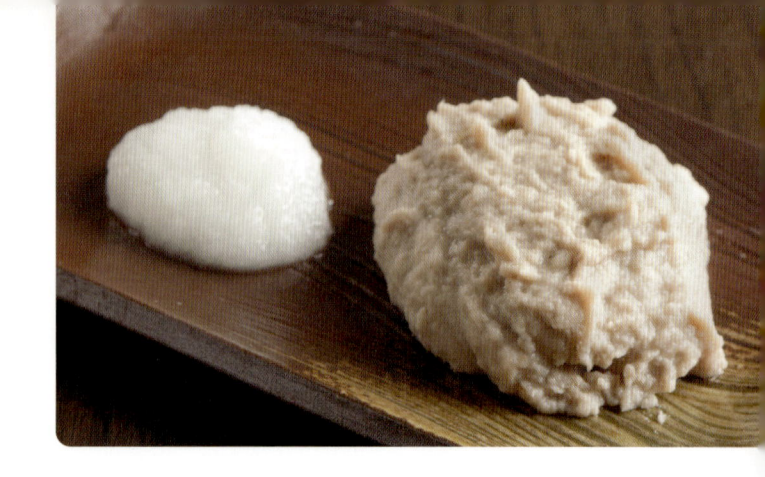

材料（1人分）

- 塩さば .... 1切（60 g）
- 粥ゼリー 大さじ1
- 大根 .... 50 g
- とろみ調整食品 .... ひとつまみ

作り方

❶ 塩さばを焼く。

❷ 焼いたさばの皮と骨を取り，粥ゼリーを加え，ミキサーにかける。

❸ 大根は別にミキサーにかけ，とろみ調整食品でまとめる。

❹ 器に②と③を盛りつける。

💡ポイント

- さばをミキサーにかけるときのつなぎに，酵素入りゲル化剤で作っておいた粥ゼリー（レシピ③）を用いると，ボリュームが増えすぎず，かつエネルギー up にもなる。
- 粥ゼリーを加えることでなめらかに仕上がる。
- 生の大根はすりおろしただけではざらつく食感があるため，しっかりとミキサーにかける。
- よりなめらかに仕上げるために，大根は加熱したものを用いるほうがよい（第2章 p24 参照）。

主菜

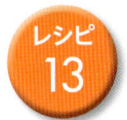

レシピ 13

意外に飲み込みやすいぞ！

お刺身盛り合わせ

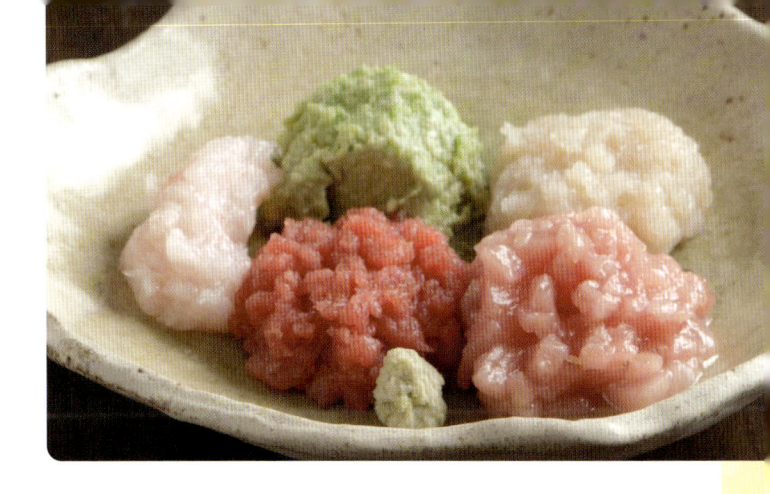

材料（1人分）

まぐろ（赤身，中トロ）	各30g
甘えび	30g
ほたて	30g
アボカド	1/4個
わさび	適宜

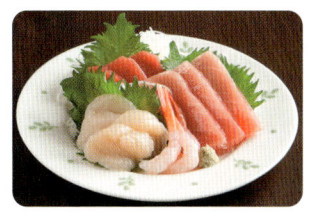

お刺身盛り合わせ（常食）

作り方

❶ 刺身はすべてなめらかにたたいておく。

❷ アボカドは種を取り，皮をむいてたたく。

❸ ①と②を盛りつけ，わさびを添える。

ポイント

- 魚は加熱しないほうが，実はなめらかで飲み込みやすい。
- 食べやすいようにたたいておく。
- 大葉の代わりにアボカドを添えると，見た目にもよい。
- アボカドは，たたくことでなめらかになりかつエネルギー up もできる。

主菜
レシピ 14

夕食の定番メニュー
ハンバーグ

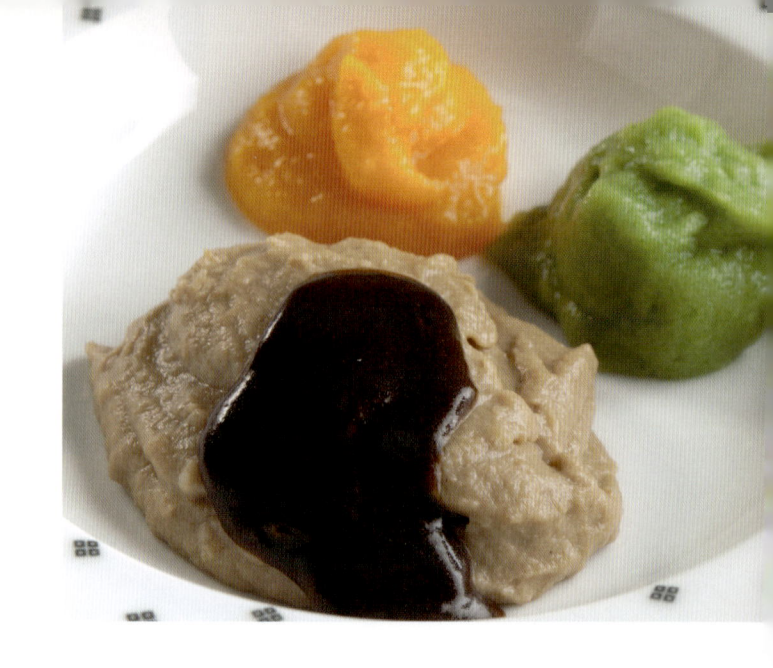

材料（1人分）

- ハンバーグ ・・・・・・・・・・・・・・・・・・・・・・・ 100g
- 粥ゼリー ・・・・・・・・・・・・・・・・・・・・・・・・・ 大さじ1

ハンバーグソース ・・・・・・・・・・・・・・・・ 大さじ1

（付け合わせ）
にんじんのグラッセ
- にんじんグラッセ ・・・・・・・・・・・・・・・・ 100g
- ゲル化剤（非加熱タイプ）・・・・・・・・・ ひとつまみ
  ※作りやすい分量で提示しています。

ブロッコリーのムース
- ブロッコリー（ゆで）・・・・・・・・・・・・・・ 50g
- 水 ・・・・・・・・・・・・・・・・・・・・・・・・・・・・・ 40cc
- 塩 ・・・・・・・・・・・・・・・・・・・・・・・・・・・・・ 少々
- ゲル化剤（非加熱タイプ）・・・・・・・・・ 小さじ1/2
  ※作りやすい分量で提示しています。

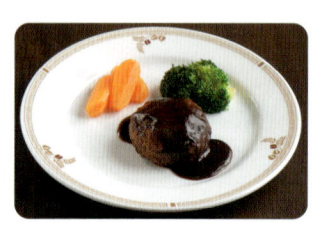

ハンバーグ（常食）

作り方

❶ ハンバーグを作る。

❷ ハンバーグと粥ゼリーを一緒にミキサーにかける。

❸ 付け合わせのにんじんグラッセとブロッコリーはやわらかくゆでて，それぞれミキサーにかけ，ゲル化剤でまとめる。

❹ 器に②のハンバーグと③のにんじんとブロッコリーを盛りつけ，ハンバーグソースをかける。

ポイント

- ハンバーグをミキサーにかけるときには，スープなどを加えてボリュームを増やすのではなく，粥ゼリーやマトメアップ Plus などのつなぎを用いてまとめる。
- もとのハンバーグ自体に長いもなどを加え，やわらかく仕上げておけば，つなぎや水分を追加で加える必要は少なくてよい。
- にんじんは，圧力鍋などで舌でつぶせるくらいやわらかくゆでると，水分を加えることなく，ミキサーを回すことができる。
- 付け合わせに使いやすいにんじんやいんげん，ブロッコリーなどの色があざやかな野菜は，まとめて作って冷凍保存などして活用するとよい。

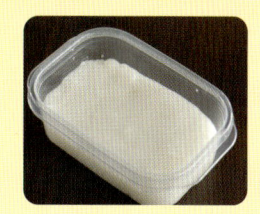

粥ゼリー

コラム

『作業導線を考えて動く』

　自宅で，たった数名分しかない食器を，水切りかごから食器棚に早く効率よく片づけるために，自分の立ち位置を確認し，からだを動かしている自分に気づき，苦笑い…。

　大量調理の経験から，時計を見る，作業の優先順位を考える，配膳も下膳も常に作業導線を考えて動く，と常に自分の動き方を振り返ってしまいます。家事の中でも毎日，しかも1日3回欠かすことができず，誰でも食事作りの手間は大きいものです。家事，介護，子育てと1日が過ぎるのはあっという間だからこそ，時間を見い出す工夫が必要です。

主菜

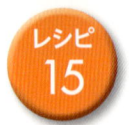

レシピ 15

煮魚と野菜の相性抜群！
ぶり大根

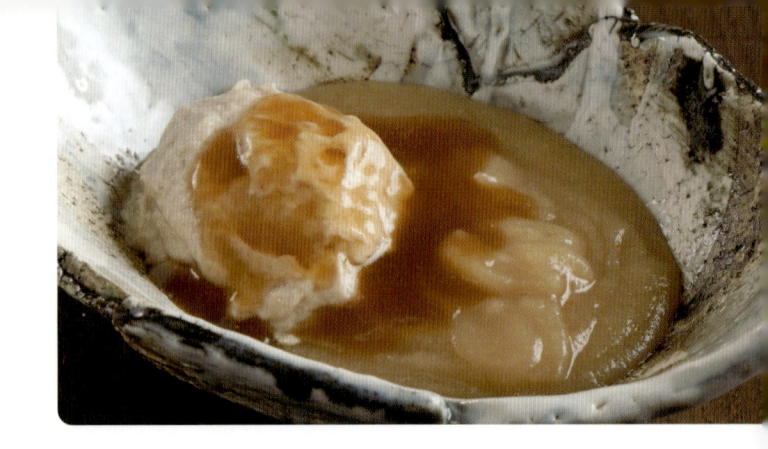

材料（1人分）

ぶり大根
- ぶり大根のぶり ……………………………… 50 g
- 粥ゼリー ……………………………………… 大さじ1
- 大根 …………………………………………… 100 g
- とろみ調整食品 ……………………………… 小さじ1/2

作り方

❶ ぶり大根を作る。
❷ ぶり大根のぶりと粥ゼリーを一緒にミキサーにかける。
❸ 大根は別にミキサーにかけ，とろみ調整食品でまとめる。
❹ ②と③を盛りつける。

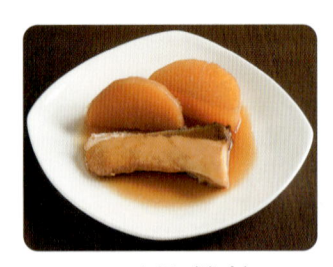

ぶり大根（常食）

ポイント

- ぶりをミキサーにかけるときのつなぎに，酵素入りゲル化剤で作っておいた粥ゼリーを用いると，ボリュームが増えすぎず，かつエネルギー up にもなる。
- 粥ゼリーを加えることでなめらかに仕上がる。
- 加熱した大根は生とは異なり，よりなめらかに仕上がる。
- ぶりは腹よりも背のほうを選ぶと，脂がのっていて，やわらかく仕上がる。

主菜

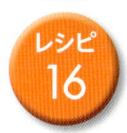

レシピ 16

お豆腐料理の定番！
マーボー豆腐

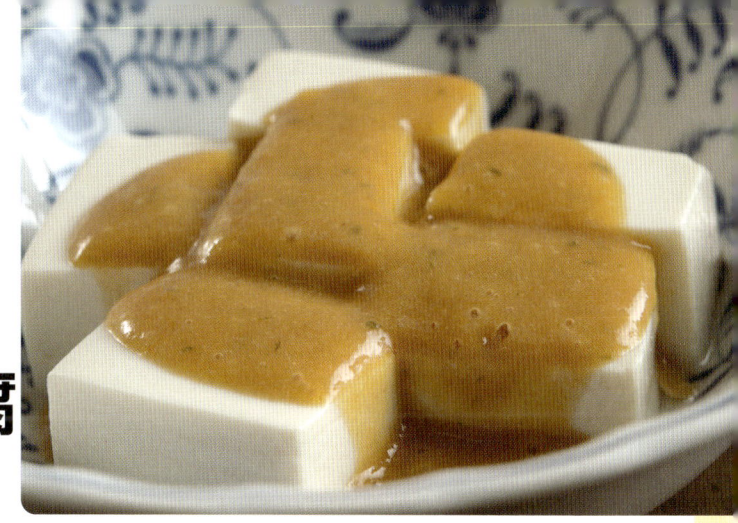

材料（1人分）

絹ごし豆腐	80 g
市販のマーボー豆腐のソース	150 g

作り方

❶ 豆腐は一口大に切り，さっとゆでておく。

❷ マーボー豆腐のソースをミキサーにかける。

❸ 器に①を盛りつけ，②をかける。

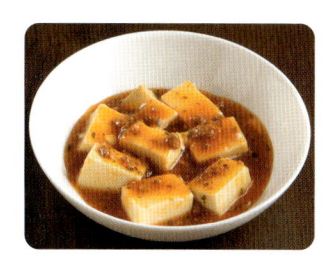

マーボー豆腐（常食）

ポイント

- 豆腐は絹ごし豆腐を使用する。
- 豆腐はゆですぎるとかたくなるので注意する。
- 豆腐をつぶす咀嚼の力がない場合は，豆腐もミキサーにかけてもよい。
- その場合は，豆腐から水が出てくるので，とろみ調整食品でまとめる。

主菜

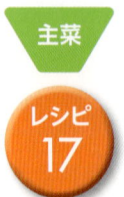

レシピ 17

トマトの色鮮やか，洋風朝食メニュー！
トマトとレタスの卵炒め

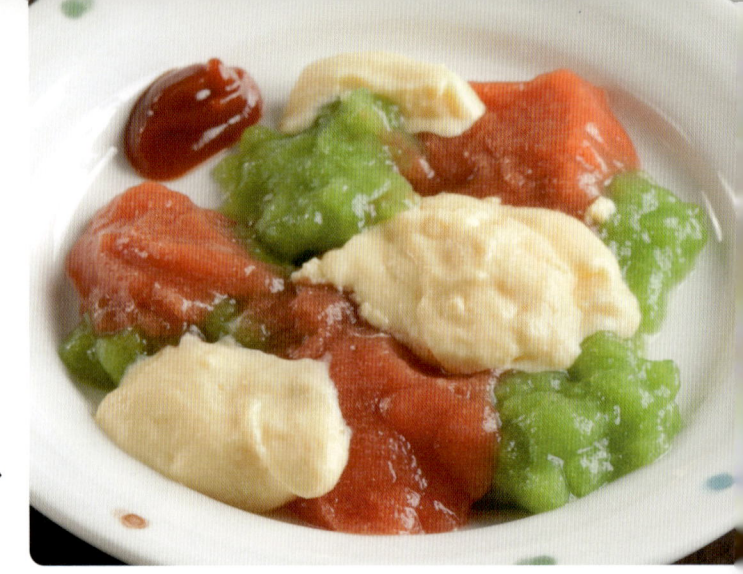

材料（2食分）

トマト（大）	1/4 個
トマトジュース	30 cc
ゲル化剤（非加熱タイプ）	小さじ 1/2
レタス	30 g
中華スープ	30 cc
ゲル化剤（非加熱タイプ）	小さじ 1/2
卵	1/2 個
牛乳	50 cc
塩，砂糖，こしょう	
とろみ調整食品	ひとつまみ
トマトケチャップ	適宜

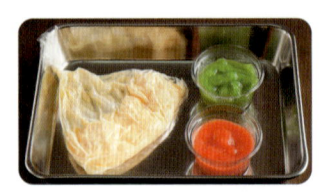

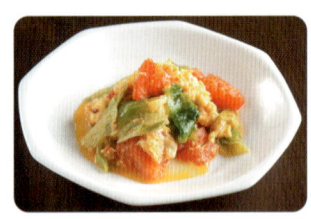

トマトとレタスの卵炒め（常食）

作り方

❶ トマトは皮をむき，種を取ったものをトマトジュースと一緒にミキサーにかけ，ゲル化剤を加える。

❷ レタスは中華スープでさっと煮て，スープと一緒にミキサーにかけ，ゲル化剤を加える。

❸ 卵，牛乳などの材料を合わせ，スクランブルエッグを作り，とろみ調整食品を加えてミキサーにかける。

❹ ①〜③を彩りよく盛りつけ，好みでトマトケチャップを添える。

ポイント

- フレッシュトマトだけをミキサーにかけると，ムース状になるがトマトそのものの味が淡泊なため，ミキサー臭などが気になってしまう。これにトマトジュースを混ぜることで味がしまり，彩りもよくなる。
- レタスは生ではなく，一度加熱してからミキサーにかけると，なめらかに仕上がる。
- スクランブルエッグは多めの牛乳で作るとやわらかく仕上がる。加熱後はどうしても水が出てきてしまうため，再度ミキサーにかけ，とろみをつける。

コラム

『離水と融解』

「離水」には，表面離水と内部離水があり，表面離水とは，ゼリーなどのカップを開けたときにほんの少しこぼれる液状のもの，内部離水は，食べている途中でゼリーから水気が出てくるものです。離水の原因には，ゲル化濃度，温度，形態などが影響します。また少し違う視点では，お粥を食べていて，唾液のアミラーゼで分解してしまい，水っぽくなる現象…これも離水です。

一方で夏場，ゼラチンゼリーを食べているとだんだんやわらかくなり，ゆるくなります。この現象は「融解」という状態で，ゼラチンゼリーは離水することはありませんが，温度により溶け出してしまいます。ゼリーが水っぽくなっている現象をみても，それが離水なのか，融解なのかを判断できなければ，その後の対処方法はまちがってしまいます。

嚥下食の研究に関わるようになったとき，調理学関係の書籍を引っ張り出しながら，こういった基本的なことは再度確認したものでした。嚥下食は，こういう一つひとつの理解が，正しい使い方につながるのではないかと思います。調理は科学ですね。

主菜

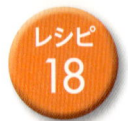

レシピ 18

お惣菜もひと工夫！
天ぷら盛り合わせ

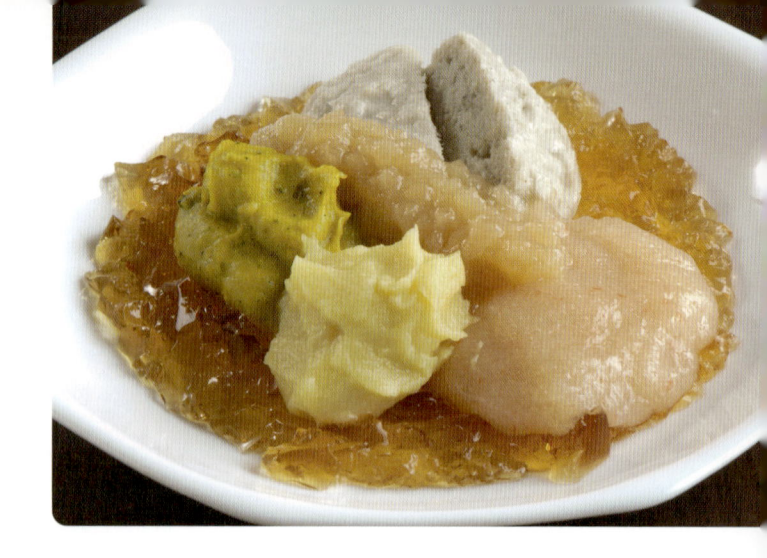

材料（1人分）

えび天，あなご天，かぼちゃ天，さつまいも天

えび天
- えび（衣なし）……………………… 10 g
- 天つゆ（薄）………………………… 20 cc
- ゲル化剤（非加熱タイプ）………… 小さじ 1/2

あなご天
- あなご（衣なし）…………………… 30 g
- 天つゆ（薄）………………………… 60 cc
- ゲル化剤（非加熱タイプ）………… 小さじ 1/2

さつまいも天
- さつまいも（衣なし）……………… 50 g
- 天つゆ（薄）………………………… 30 cc

かぼちゃ天
- かぼちゃ（衣なし）………………… 40 g
- 天つゆ（薄）………………………… 20 cc

天つゆゼリー
- 天つゆ ……………………………… 300 cc
- ゼラチン …………………………… 5 g

天かすゼリー
- 上記の天つゆゼリー ……………… 100 cc
- 天かす ……………………………… 3 g

※ゼリーは作りやすい分量で提示しています。

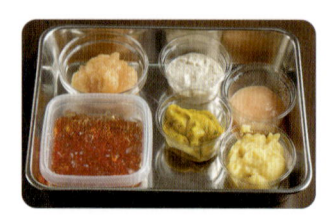

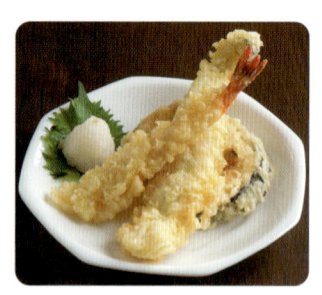

天ぷら盛り合わせ（常食）

作り方

❶揚げた天ぷらの衣をはずしておく（もしくは，素材として使用）。

❷それぞれの食材を，薄味にのばした少量の天つゆと一緒にミキサーにかける。

❸えびとあなごには，ゲル化剤を加える。

❹天つゆはゼラチンを加え，膨潤させ，加熱する。

❺④から 100 cc とり，天かす（衣）を加え，天かすをふやかしておく。

❻⑤の天かすが十分ふやけたら，ミキサーにかける。

❼④の天つゆゼリー，⑥の天かすゼリーを冷やし固める。

❽器に⑦のクラッシュした天つゆゼリーをひき，その上に天ぷらの食材のペースト，さらにその上に天かすゼリーを盛りつける。

ポイント

- 天ぷらの衣はでんぷんが多いため，一緒にミキサーにかけずに，衣ははずして調理する。
- えびやあなごはゲル化剤やとろみ調整食品でまとめるが，さつまいもやかぼちゃはでんぷんが多く，とろみを追加しなくても十分まとまる。
- 市販の天ぷらを買ってきた場合には上記のようにするが，自宅で調理する場合は素材を揚げずに，蒸したりゆでるなどの下処理をして，素材だけをミキサーにかけておき，その上から天つゆソース（ゼリー）をかけるとよい。
- 天つゆだけではなく，天かすが入ることで天ぷらの風味が出る。
- 天かすの利用は少量で十分に風味と味わいが出る。
- 天かすが多くなると，ミキサーにかけたときに粘りが出るため，酵素入りのゲル化剤なども利用するとよい。

主菜

レシピ 19

新たな朝食の提案！
エッグスラット

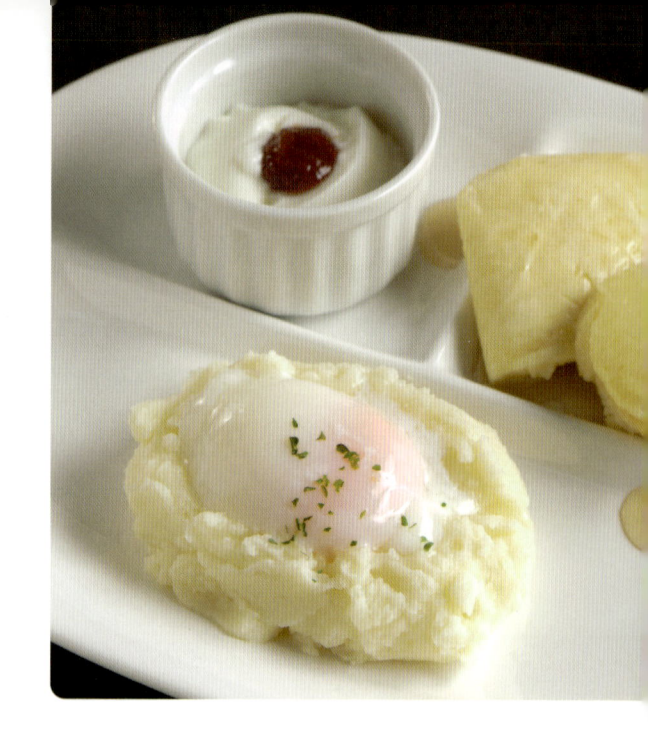

材料（1人分）

（マッシュポテト）
- じゃがいも ……………………… 100 g
- 生クリーム ……………………… 大さじ 1
- 牛乳 ……………………………… 大さじ 1.5
- 塩こしょう ……………………… 少々

温泉卵 ……………………………… 1 個

（フレンチトースト）
- 耳なし食パン（ダブルソフト） … 1/2 枚
- 卵 ………………………………… 1/2 個
- 牛乳 ……………………………… 100 cc
- 砂糖 ……………………………… 小さじ 1
- バター …………………………… 1 g

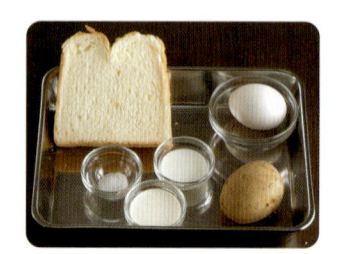

作り方

❶ マッシュポテトを作る。

❷ じゃがいもはゆでて裏ごしする。

❸ ②が熱いうちに生クリームを加え，次に牛乳，塩こしょうを加え味をととのえる。

❹ 器にマッシュポテトを盛りつけ，その上に温泉卵をのせる。

❺ やわらかフレンチトーストを添える。

💡ポイント

- じゃがいもはミキサーにかけると粘りが出るため，裏ごしする。
- でんぷん系の食材には，油脂（生クリーム）を加えてから水分（牛乳）を加え，かたさをととのえる。
- フレンチトーストに使うパンは，ダブルソフト（山崎製パン株式会社）のように，ふんわりしていて早く卵液を吸うものを選ぶ。
- 卵液（卵＋牛乳）を多くして，フレンチトーストではなく，パン粥にしてもよい。

コラム

『課題解決のための強み探し』

　人には，「強み」と「弱み」があり，どちらも大切な個性です。しかし，私たちは目の前の人の「弱点」や「弱み」ばかり目がいきがちで，マイナス評価をしてしまったり，誤解してしまったりすることがあります。同じことでも，それを「強み」と捉えられるようになると，関わっていく思考も変化します。

　食べる機能を評価していても，口が開きにくい，食べこぼす，なかなか飲み込まない，むせる，などと課題ばかりが目につきますが，食欲がある，スプーンに反応して口が開けられる，一度のどにまで食べものが送り込まれるとすぐに嚥下反射は起きる，むせは反応よく強いなど，見方によっては，その人のできていること＝強みを見つけることができ，強みを理解しながら課題を解決しようとすると，そのかかわり方もずいぶん違ってくるのではないでしょうか。

主菜

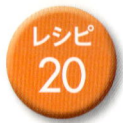

レシピ 20

ちょっと豪華な
中華料理

えび団子の
オーロラ炒め

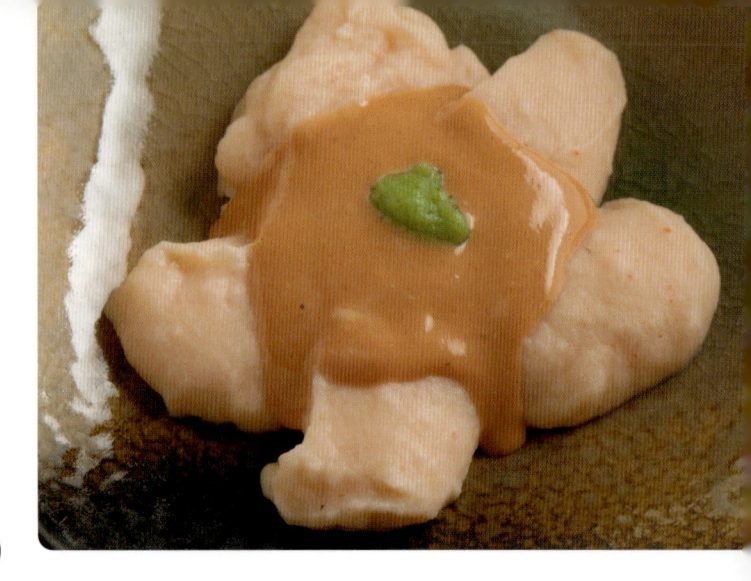

材料（1人分）

（基本のえび団子）
- えび ……………………………………………… 50g
- はんぺん ………………………………………… 1/2枚
- 卵白 ……………………………………………… 1個
- しょうがすりおろし …………………………… 少量
- 酒 ………………………………………………… 大さじ1
- 片栗粉 …………………………………………… 大さじ1

（オーロラソース）
- マヨネーズ ……………………………………… 小さじ2
- ケチャップ ……………………………………… 小さじ2
- おろしにんにく ………………………………… 少々

作り方

❶ 基本のえび団子は材料をすべて合わせ，団子状にゆでておく。
❷ ①のえび団子をミキサーにかけ，とろみ調整食品でまとめる。
❸ 器に団子状になるようにきれいに盛りつける。
❹ オーロラソースを作り③にかける。

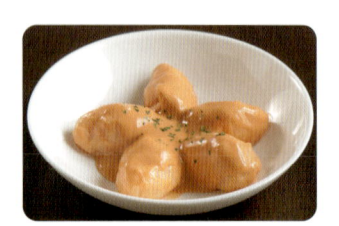

えび団子（常食）

💡 ポイント

- 基本のえび団子には，つなぎにはんぺんや卵白を利用する。
- 基本のえび団子は，まとめて作って冷凍しておくとよい。
- 基本のえび団子はやわらかいため，そのままでも，ミキサーにかけることができる。
- オーロラソースは，おろしにんにくが味のアクセント。

副菜

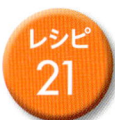

レシピ 21

青菜も食べたい！食べさせたい！
ほうれん草のバターソテー

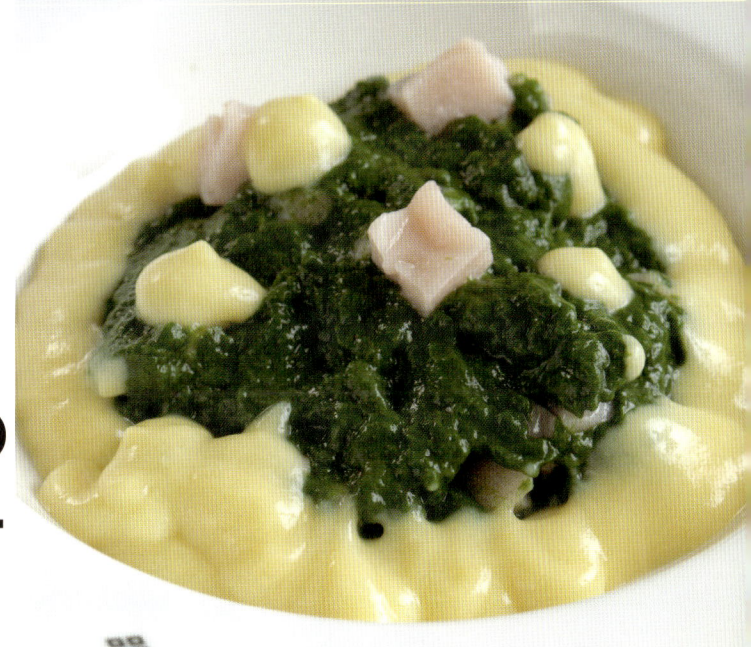

材料（2食分）

- ほうれん草（ゆで）……………………… 100 g
- バター ……………………………………… 2 g
- ゲル化剤（非加熱タイプ）……………… 小さじ 1
- カップスープの素 ………………… 1 食分（17.6 g）
- 熱湯 ……………………………………… 大さじ 3
- ハム ………………………………………… 2 枚（40 g）
- コンソメスープ ………………………… 40 cc
- 塩, こしょう …………………………… 少々
- ゲル化剤（非加熱タイプ）……………… 小さじ 1/2

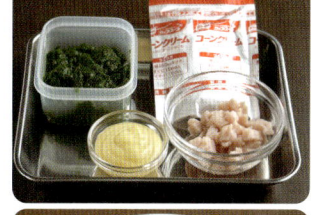

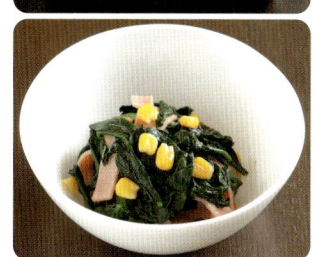

作り方

1. ほうれん草はゆでたあと流水であく抜きし絞らず，溶かしたバターと一緒にミキサーにかけ，ゲル化剤を加える。
2. ハムはコンソメスープとともにミキサーにかけ，ゲル化剤を加える。
3. ②をラップに薄く広げ，固め，その後さいの目状に切る。
4. カップスープの素（コーンスープ）を熱湯でとき，数十秒，電子レンジにかけ，よく混ぜる。
5. ①，③と④のコーンと一緒に盛りつける。

ほうれん草のバターソテー（常食）

ポイント

- ほうれん草は葉先を使用し，やわらかくゆでる。
- あまり絞らず，ミキサーにかけると，水分を加えなくても十分ミキサーにかけられる。
- コーンはカップスープの素を利用し，濃いめに作る。
- ハムはムース状に固めたが，ゲル化剤の量を減らせばペースト状にできる。

副菜

レシピ 22

ごまの風味豊かに！
キャベツのごまあえ

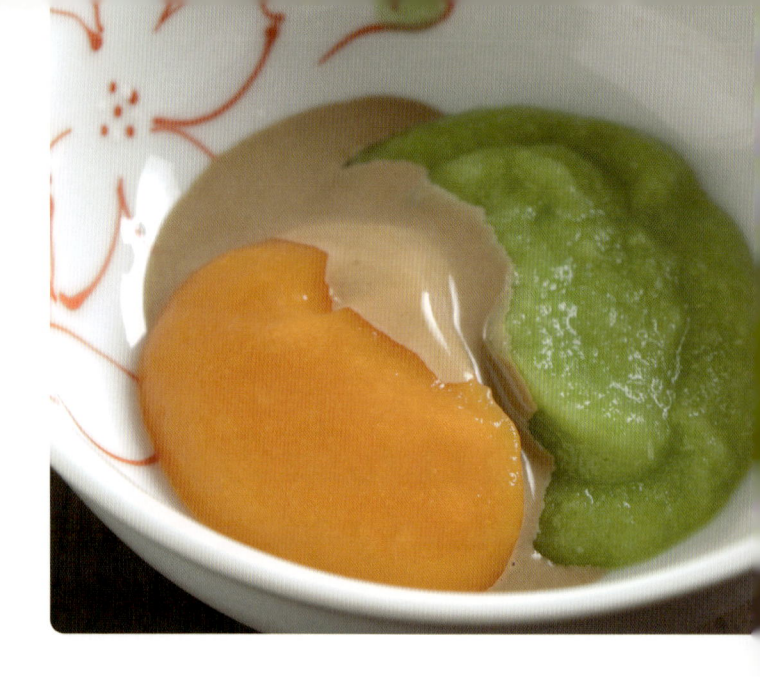

材料（1人分）

- キャベツ（ゆで）……………………… 30 g
- ゆで汁 …………………………………… 大さじ1
- とろみ調整食品 ………………………… ひとつまみ
- にんじん（ゆで）……………………… 30 g
- ゆで汁 …………………………………… 大さじ1
- とろみ調整食品 ………………………… ひとつまみ

（ごまあえのソース）
- 麺つゆの素 …………………………… 小さじ1
- ねりごま ……………………………… 少々
- とろみ調整食品 ……………………… ひとつまみ

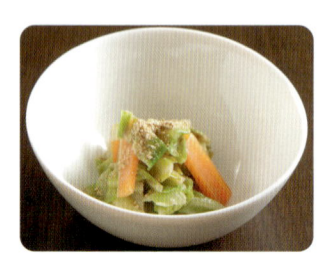

キャベツのごまあえ（常食）

作り方

❶ キャベツとにんじんは短冊にし，下ゆでし，ゆで汁とともにそれぞれミキサーにかける。

❷ ①に，とろみ調整食品をひとつまみずつ入れ，水分の分離を防ぐ。

❸ 彩りよく盛りつけ，ごまあえのソースをかける。

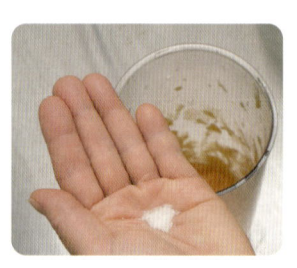

ひとつまみの目安

ポイント

- キャベツやにんじんはゆでてから，ミキサーにかける。
- 彩りよくするために，キャベツとにんじんは別々にミキサーにかける。
- にんじんは短冊切りにしているが，ミキサーにかけることを前提にする場合，厚めに切ってやわらかくゆでたほうがミキサーにかけやすい。
- にんじんのペーストは料理の彩りもよくなり，よく使う食材なので，まとめて作って，冷凍保存しておくと便利。

コラム

『改善だけでなく，維持も大事』

この数カ月，体重減少のあった利用者さんが，この1カ月は体重減少なく，維持できていたとき，「あら，減らなくてよかったですね」と話した一言が，「体重を増やさなきゃいけないって思っていたけど，減っていなくてよかったって言われてホッとしました」と答えられました。

多くの利用者さんや介護者は，栄養介入することに対して「改善」を求めてきます。しかし，すべての人がすぐに改善できるわけではなく，数年前にまとめた訪問栄養指導介入後の転帰のデータでは，改善が3割，維持が4割，悪化が1割5分でした。このデータからは，在宅では「維持」を目的とすることも重要であると考察しました。

『悪化させず，維持する』

簡単なようで，在宅ではこれがなかなか難しいものです。またその場合のモチベーションを利用者本人，介護者，そして私たち支援者もどう保つかは重要です。熱発しない，肺炎にならない，再入院しない…。

でも，これが大事。安定していることで，お家に居ることができるのです。前述の利用者さんも体重減少をストップでき，次のステップに入りました。

副菜

レシピ 23

根菜類も大変身
れんこんのきんぴら

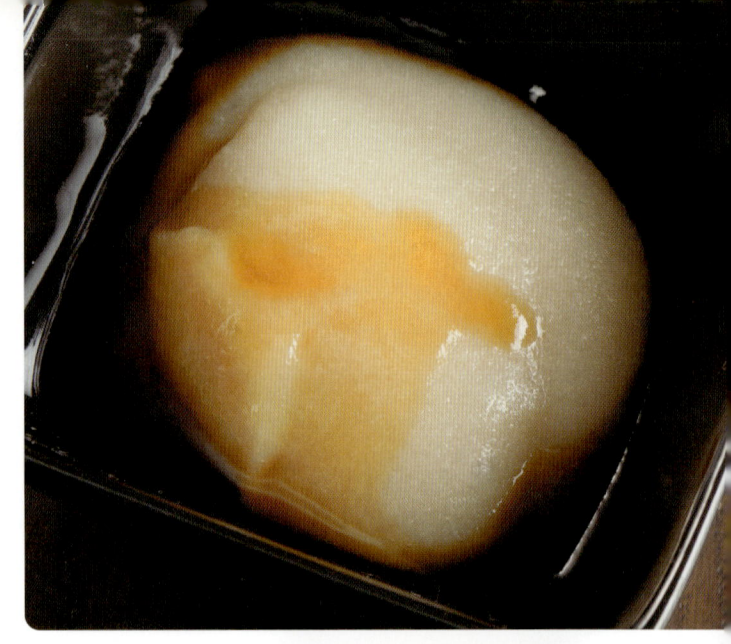

材料（3食分）

- れんこん ……………………………… 150 g
- 麺つゆ ………………………………… 150 cc

（きんぴらのソース）
- 麺つゆの素 …………………………… 30 cc
- とろみ調整食品 ……………… 0.3 g（ひとつまみ）

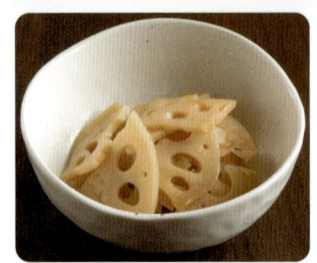

れんこんのきんぴら（常食）

作り方

① れんこんは皮をむき，すりおろし，さらにミキサーにかけてなめらかにする。

② 鍋にだし汁と①のれんこんを入れ，常に攪拌しながらゆっくり加熱する。

③ 粘りが出てきたら，火を止める。

④ 器に盛りつけ，きんぴらのソースをかける。

ポイント

- れんこんはすりおろした後にミキサーにかけると，さらになめらかになる。
- れんこんのすりおろしを加熱すると，粘りが出てくる。
- 状態に合わせ，だし汁でかたさは調整する。

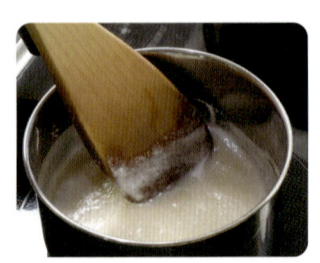

れんこんとだし汁を鍋に入れ加熱する。

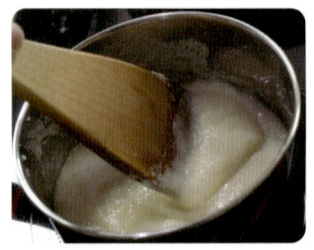

常に攪拌しながら，ゆっくり加熱する。

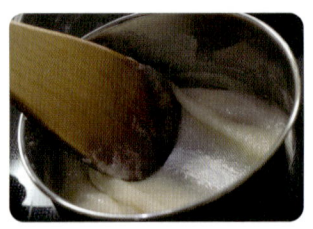

鍋底がみえるようになったら火をとめる。

副菜

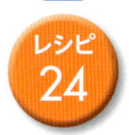

レシピ 24

こんにゃくも
やわらか嚥下食!?
みそこんにゃく

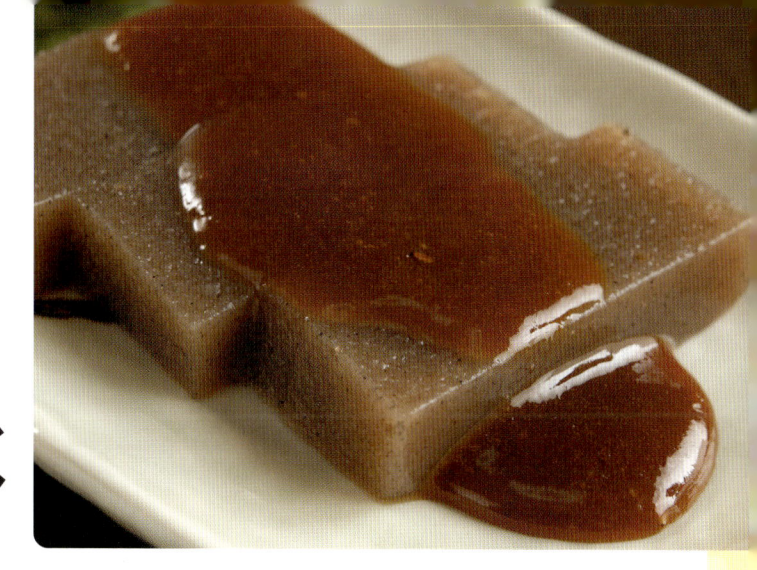

材料（2食分）

こんにゃく	90 g
ゆで汁	45 cc
ゲル化剤（非加熱タイプ）	小さじ1/2
田楽みそ	大さじ1

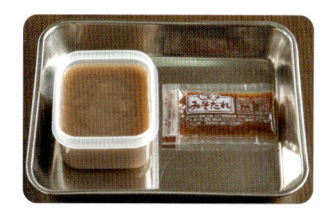

作り方

❶ こんにゃくはゆでる。
❷ ①のこんにゃくとゆで汁を一緒にミキサーにかける。
❸ ②にゲル化剤を加える。
❹ ③を冷やし固まったら，スライス状に切り，田楽みそを添える。

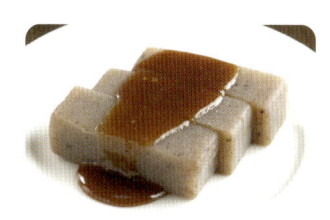

みそこんにゃく（常食）

ポイント

- こんにゃくもゆで汁と一緒にミキサーにかけ，ゲル化剤を用いる。
- 加熱性のゲル化剤を使う場合は，ゲル化剤を加えてから，一度火にかける。

副菜

レシピ 25

家庭料理の定番！
肉じゃが

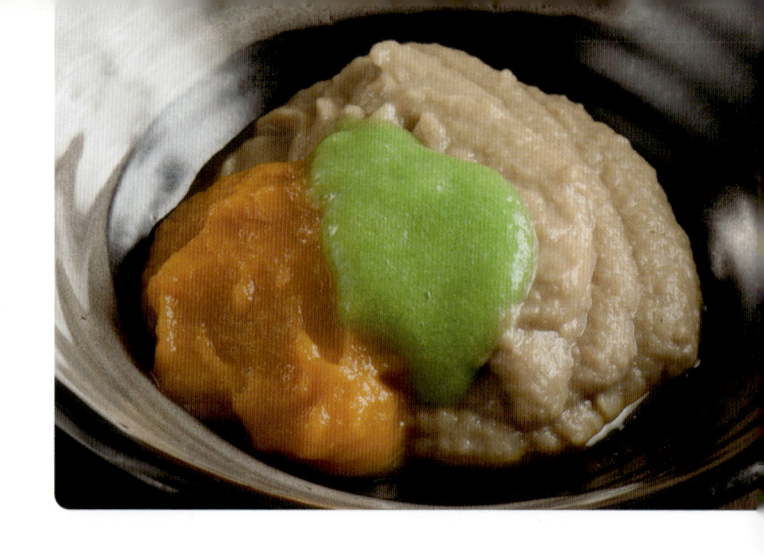

材料（1人分）

（肉じゃが）
- 牛肉 ……………………………… 60 g
- 玉ねぎ …………………………… 10 g
- じゃがいも ……………………… 40 g
- にんじん ………………………… 30 g
- 煮汁とだし汁 …………………… 大さじ1
- とろみ調整食品 ………………… ひとつまみ
- いんげん ………………………… 15 g
- 煮汁とだし汁 …………………… 大さじ1/2
- とろみ調整食品 ………………… ひとつまみ

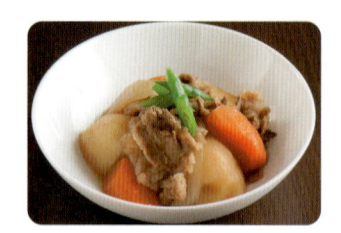

肉じゃが（常食）

作り方

❶ 肉じゃがを作る。

❷ 牛肉と玉ねぎとじゃがいもを一緒にミキサーにかける。

❸ にんじんは煮汁と一緒にミキサーにかけ，とろみでまとめる。

❹ いんげんは煮汁と一緒にミキサーにかけ，とろみでまとめる。

❺ 彩りよく盛りつける。

ポイント

- すべての食材を別々にミキサーにかけるのではなく，彩りの似ているもの同士をまとめ，ミキサーにかける。
- じゃがいもはでんぷんを多く含み，ミキサーにかけると粘りが出るので，とろみ調整食品は不要。
- じゃがいもの量が多いようなら，酵素入りのゲル化剤を使用してもよい。
- にんじんやいんげんは，煮汁だけでミキサーにかけると味が濃くなりすぎるため，だし汁と混ぜる。

コラム

『ゼリーの温度と物性』

　温かく提供できるというゲル化剤を使ったゼリーやムース。一昔前は，嚥下食といえばゼリー，ゼリーといえば冷たい，という図で，いつも患者さんたちからは，温かいものが食べたいとの声をいただいていました。多くのゲル化剤が販売され，ゼリーを温かく出せるようになったのはいいのですが，60度でちょうどよい物性に調整しても，食べている途中で必然的に温度が下がり，温度が下がれば，物性的にはかたくなります。ゼラチンゼリーは室温で溶解しやわらかくなりますが，これはその逆です。食べている途中にどんどん物性が変わり，かたくなっていくのです。

　現実的に60度をキープしながら食べるということは難しいですし，嚥下障害者に60度での提供が適しているとも思いませんが，いったいどんな温度で適度な物性になるのか，試作や試食の段階で，そのあたりをしっかり押さえて，濃度を決定していく必要があります。提供後，食べ終わるまでの，ゼリーの物性の変化も把握しておきたいですね。

副菜

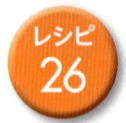

レシピ 26

カロテンたっぷり！
かぼちゃの煮つけ

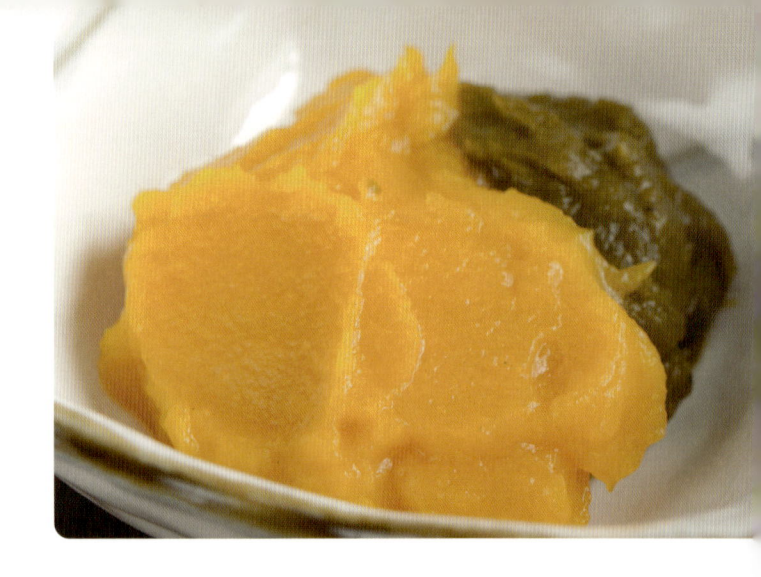

材料（2食分）

（かぼちゃ煮）
- かぼちゃ ……………………… 100 g
- しょうゆ ……………………… 小さじ1
- 砂糖 …………………………… 小さじ1
- 水 ……………………………… 大さじ1
- かぼちゃの皮 ………………… 40 g
- だし汁 ………………………… 大さじ1
- かぼちゃの身 ………………… 60 g
- だし汁 ………………………… 小さじ2

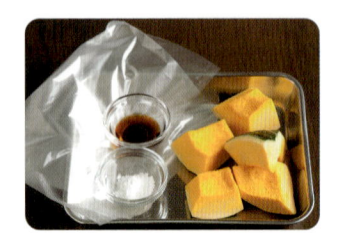

作り方

❶ かぼちゃの煮つけを作る（巻頭レシピ参照）。
❷ かぼちゃ煮は皮と身を別々にし，それぞれだし汁を加えてミキサーにかける。

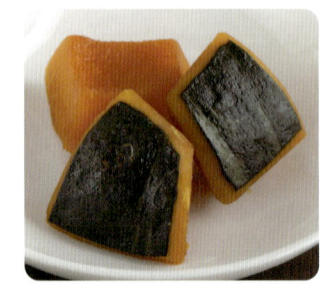

かぼちゃの煮つけ（常食）

💡 ポイント

- かぼちゃはでんぷんが多く含まれるため，とろみ調整食品を加えなくても適度にまとまる。
- かぼちゃの種類により，水分が多いものとそうでないものがあるため，煮上がった状態をみて，水分添加量の加減をする。
- かぼちゃの皮と身を別々にミキサーにかけることで，彩りよく盛りつけることができる。

デザート

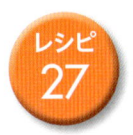

レシピ 27

意外！油と相性バッチリ！
こしあん＆ねりくるみ

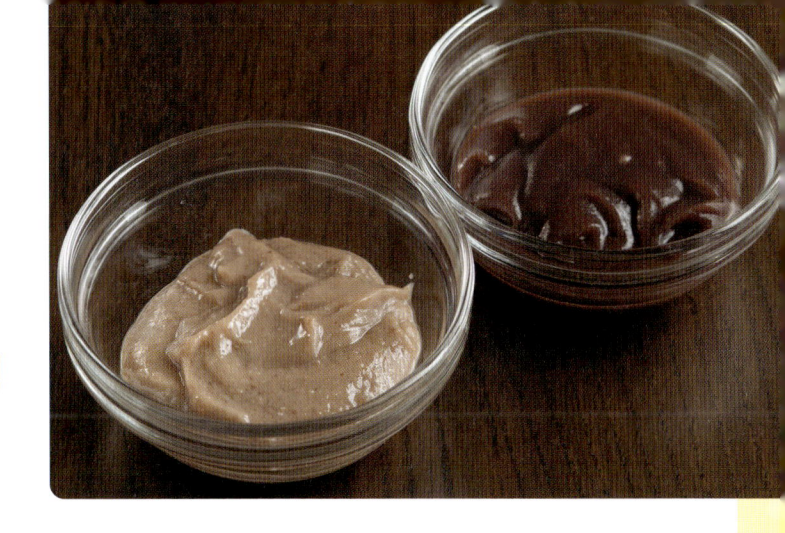

材料（やわらかお餅6個分）

（こしあん）
- こしあん ……………………………… 大さじ1
- サラダ油 ……………………………… 小さじ1
- 湯 …………………………………… 小さじ1

（ねりくるみ）
- ねりくるみ …………………………… 大さじ1
- サラダ油 ……………………………… 小さじ1/2
- 湯 …………………………………… 小さじ1

作り方

❶ こしあんとねりくるみにそれぞれ分量のサラダ油を加える。

❷ ①にお湯を加え，かたさを調整する。

ポイント

- こしあんとねりくるみは，サラダ油を加えることで，なめらかに仕上がる。
- こういったでんぷん系の食材は，水分を加えてもボソボソしてしまうため，油脂を加えなめらかにしてから，水分を加え，かたさを調整する。油脂→水分の順番が大切！

デザート

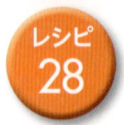

レシピ 28

和菓子も食べたい！
やわらかお餅

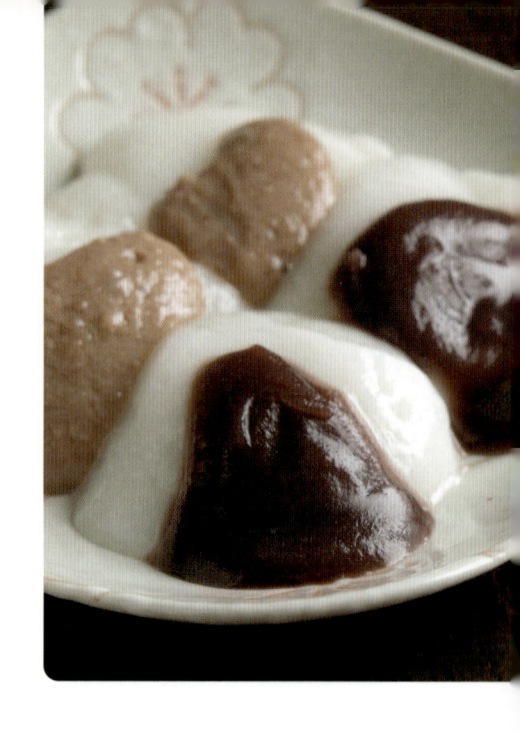

材料（6個分）

- 切り餅 ······················ 1個（50g）
- ゆで汁 ······················ 120cc
- 全粥 ························ 大さじ1
- 酵素入りゲル化剤 ············ 2g
- こしあん ···················· 大さじ1
- サラダ油 ···················· 小さじ1
- 湯 ·························· 小さじ1
- ねりくるみ ·················· 大さじ1
- サラダ油 ···················· 小さじ1/2
- 湯 ·························· 小さじ1

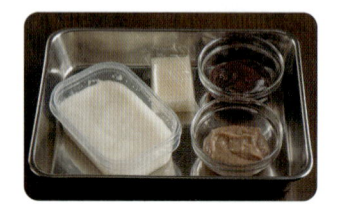

作り方

❶ 切り餅はやわらかくゆでる。
❷ ゆでた切り餅，ゆで汁，全粥とともに，酵素入りゲル化剤を加え，熱いうちにミキサーにかけて冷やし固める。
❸ こしあんとねりくるみは，サラダ油→お湯の順に加える。
❹ ②を器に盛りつけ，③のあんを添える。

💡 **ポイント**

- お餅は粘りが強く，ミキサーにかけても危険な食品だが，酵素入りゲル化剤を加えることで，なめらかに仕上がる。
- やわらかお餅をゼリー状にしっかり固める場合は，ゲル化剤の量を増やす。
- うまく固まらない場合は，ミキサーにかけるときに温度が下がってしまった可能性があるため，レンジなどで再度加熱し直してから，冷やし固めるとよい。

デザート

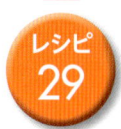

レシピ 29

甘くておいしい！
栄養価の高いおやつ
蒸しケーキ

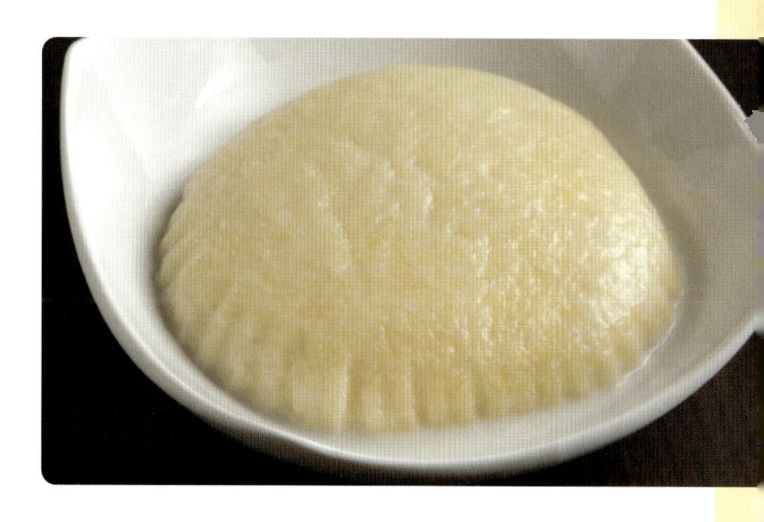

材料（1人分）

蒸しケーキ ………………………… 1個（120 g）
牛乳 ………………………………………… 200 cc

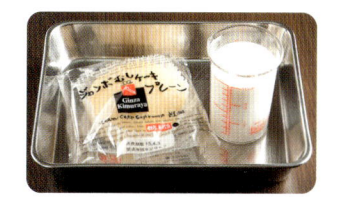

作り方

❶ ポリ袋に蒸しケーキを入れ，牛乳に浸す。

❷ パッククッキングで加熱し，あら熱を取って盛りつける。

　※パッククッキング ➡ 巻頭レシピ参照

ポイント

- 蒸しケーキはモチモチしているものではなく，ふんわりやわらかいものを選ぶ。
- 蒸しケーキを牛乳に浸すだけではボソボソしてしまうため，加熱をするとなめらかになる。
- 蒸しケーキ自体が甘いため，砂糖などを加えなくてもおいしく仕上がる。

デザート

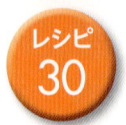

レシピ 30

水分補給や交互嚥下に！
イオンゼリー

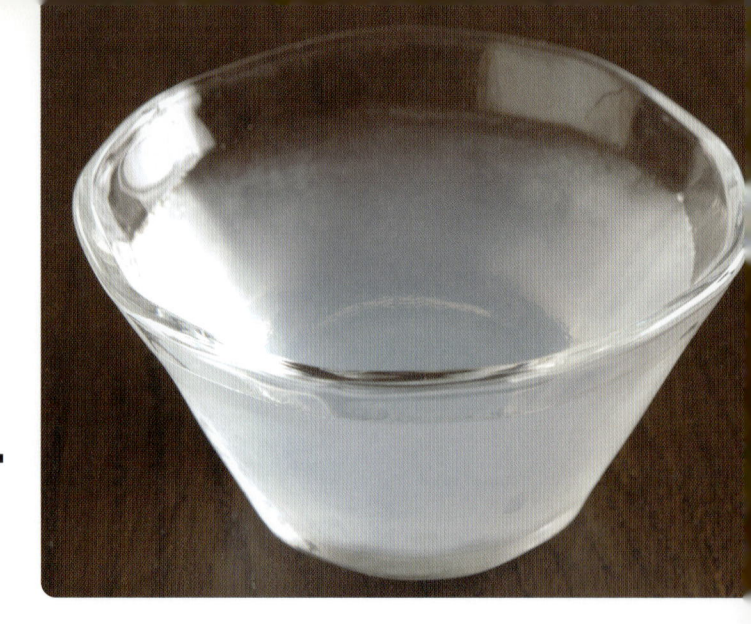

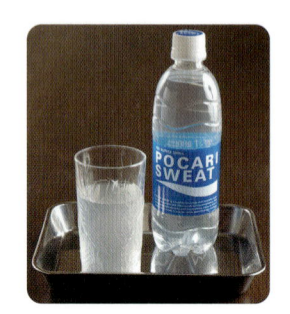

材料（1杯分）
イオン飲料 ……………………………… 100 cc
ゲル化剤（加熱タイプ）……………………… 1 g

作り方
❶ イオン飲料にゲル化剤を加え，加熱する。
❷ 冷やし固める。

💡 ポイント
- 加熱が必要なゲル化剤は，商品の特徴に合わせて，しっかりと加熱する。
- ゲル化剤の商品により添加量が異なる場合がある。
- その他，ジュースやお茶なども同様に作ることができる。
- のどに食べものが残りやすいときに，ゼリーを食べることで，のどの残留物を除去してくれる（＝交互嚥下）。

デザート

レシピ 31

簡単！おいしいコンポート
マンゴーコンポート

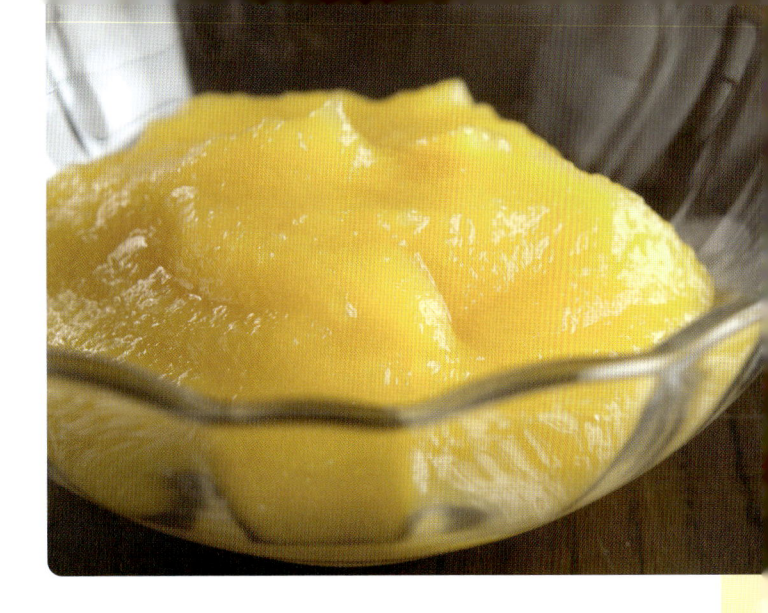

材料（2食分）

- 生マンゴー（冷凍マンゴー）……………………… 80 g
- とろみ調整食品 ……………………………… ひとつまみ
（桃缶ピューレ）
- 桃缶 ……………………………………………… 80 g
- とろみ調整食品 ……………………………… ひとつまみ

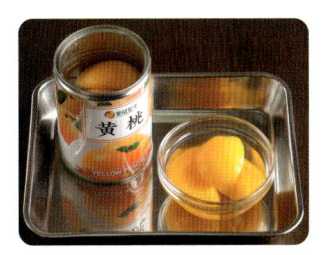

作り方

❶ 生マンゴーは皮をむき，ミキサーにかける。

❷ 桃缶も同様にミキサーにかける。

❸ 状態によりとろみ調整食品でまとめる。

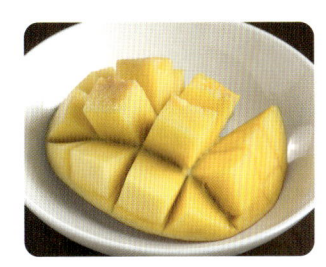

生マンゴー

ポイント

- くだものはコンポートにしたものをミキサーにかけると，なめらかに仕上がる（第2章 p24 参照）。
- 食材だけで十分とろみがつくため，とろみ調整食品の添加は少量でよい。
- 柑橘類は水分が多いため，とろみ調整食品は調整する。

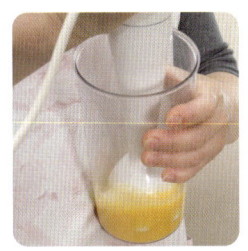

なめらかになるようにしっかりミキサーにかける

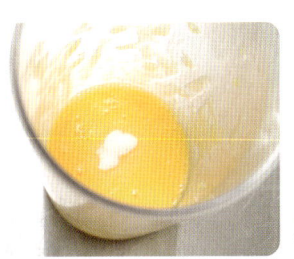

とろみ調整食品は"ひとつまみ"で十分

デザート

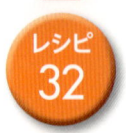

レシピ 32

時には晩酌もいかが？
梅酒ゼリー

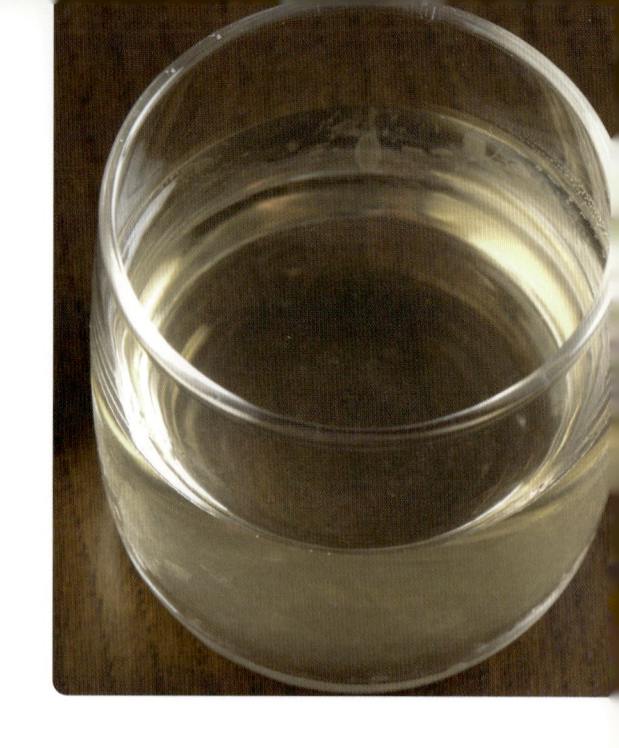

材料（3杯分）

梅酒	150 cc
水	150 cc
ゼラチン	5 g

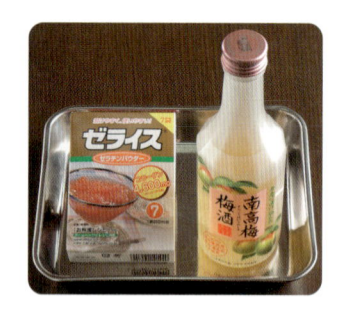

作り方

❶ 水にゼラチンを入れ，膨潤させる。

❷ ①をレンジで加熱し，ゼラチンを溶かす。

❸ ②に梅酒を加え，冷蔵庫で冷やし固める。

💡ポイント

- お酒もゼラチンやゲル化剤を用いて，ゼリー状にする。
- ゼラチンを用いれば，お酒を加熱しなくてすみ，風味よく仕上がる。

こんなとき
どうする？

第5章

そこが聞きたい！
嚥下食Q&A

そこが聞きたい！嚥下食 Q&A

こんなときどうする？

　毎日の食事づくり…，大変ですよね。私たち自身の食事だけでも，毎日なんの献立にしようかと悩むのに，咀嚼や嚥下が困難になると，さらに調理工程も追加され，手間が増えていくように感じます。一から手作りなんて，大変だし難しい，そう思う一方で，市販品にばかり頼ってしまうと，バリエーションが少なく味が飽きてしまったり，経済的に負担になったりと，なかなか難しいこともあります。

　そこで，手作りの調理をできるだけ簡素にし，手間を省きながら，おいしく食べていただきたい，そんな想いとともに，咀嚼や嚥下が困難になったときの食事について寄せられる多くのご質問をQ&Aにまとめてみました。第1章から第4章のレシピに出てくる情報も改めてQ&Aでも取り上げています。みんなが迷ったり困ったりするところは同じのようです。前章やレシピなども振り返りながら，確認していきましょう。

Q1 料理をハンドミキサーにかけています。お料理だけではミキサーにかけてもうまく回らないので，だし汁を足してミキサーにかけると仕上がりはなめらかになります。でも，食べてみると味が薄く感じ，物足りない気もします。何かいい方法はありませんか？

A たしかに，肉や魚料理など水分の少ない料理では，料理だけをミキサーにかけてもうまく回りません。そのため，水分を足すこともありますが，だし汁のように味のないものを足しても，当然，料理の味は薄くなってしまいます。煮物であれば煮汁を加えたりするなど，だし汁だけではなく，味を追加して調整し直す必要があります。また，煮魚などでは，煮汁を多く加えすぎると，逆に味が濃くなりすぎる場合もあります。味をみながらの加減は必要です。ペースト状になった料理そのものに味をしっかりつけるということだけではなく，料理の上にソースをかけるな

第5章 ● こんなときどうする？ そこが聞きたい！ 嚥下食Q&A

どの工夫をすれば，料理自体が薄味でも，表面に味がつき，おいしく食べることができます。

関連レシピ 肉じゃが➡ P.76

Q2 蒸したじゃがいもをミキサーにかけると，ベタベタと粘りが出る気がして，すり鉢でつぶしています。ただ，つぶしただけではボソボソして，のど通りも悪いようです。何かいい方法はありますか？

A じゃがいもやさつまいもなどのでんぷん類は，ミキサーにかけると粘りが出てしまい，口の中やのどにも残りやすくなります。きれいになめらかにしたいときは，少し手間ですが，ザルなどを使って裏ごししていくとよいでしょう。ただ，それだけではなめらかさが足りないため，油脂を加えます。油脂とは，マヨネーズやごま油，生クリーム，バター，サラダ油などであり，一般にスイートポテトやポテトサラダ，じゃがバターなどは油脂を加えることで，なめらかに仕上がります。

関連レシピ エッグスラットのマッシュポテト➡ P.68

Q3 和菓子が大好きで，特にあんこを使ったお菓子が大好きです。でもこしあんを選んでも，意外にかたくボソボソするんですよね。お汁粉がいいかなぁと思って試しましたが，うまくまとまらず，のどに残ってしまったようです。何かよい工夫はありますか？

A 和菓子，それも小豆を使ったお菓子が好きだという方はよく耳にします。ただ，小豆も皮はかたく，粒あんではなくこしあんを使ったものを探しますが，普通のこしあんでは少しかたく，舌の機能が低下し，うま

87

く食べものをのどに送り込めない（食塊移送不良）場合には，こしあんでも苦戦します。

小豆はでんぷんの多い食品であり，でんぷん系の食材をなめらかにするには油脂の添加です。こしあんには10％のサラダ油を加え，まずはよく混ぜ，そのうえでさらにやわらかくしたい場合には，お湯を足してかたさを調整していきます。サラダ油は多く入れればいいというものではなく，10％を目安とし，それ以上，やわらかくする場合には水分を加えて，調整するようにしましょう。

関連レシピ こしあん＆ねりくるみ ➡ P.79

Q4 さつまいもをペースト状にするときに，油脂を添加するとよいと聞き，さっそく作ってみました。少しやわらかめのスイートポテトを作りたかったので，牛乳も加えました。でもなんとなくボソボソ感は残っています。もう少しなめらかにするにはどうしたらいいですか？

A さつまいもをなめらかにするには，油脂を添加する…大切なポイントですね。ただ，今回それでもボソボソした感じが取れなかったとのこと。どこに問題があったのでしょうか。スイートポテトの材料には，蒸したさつまいも，砂糖，生クリーム，牛乳とありますが，どのような順番で加えましたか？ 蒸したさつまいもに砂糖 ➡ 生クリーム ➡ 牛乳だったでしょうか。実は，同じ材料でも加える順番により，でき上がりが異なってきます。さつまいもに牛乳を加えてもやわらかくはなりますが，ボソボソしていて舌触りも悪くうまくまとまりません。正しい順番は，油脂 ➡ 水分です。まずさつまいもと砂糖を混ぜたものに生クリームを加えなめらかにし，その後，牛乳を加えてかたさを調整します。

関連レシピ エッグスラットのマッシュポテト ➡ P.68

第5章 ● こんなときどうする？ そこが聞きたい！ 嚥下食Q&A

Q5 毎日の食事であり，別々に作るのは大変です。家族と同じ食事をそのままミキサーにかけています。いいですか？

A もちろんかまいません。ただ，食材や料理により，ミキサーにかけやすいものとそうでないものなどがあります。なめらかさに注意したい場合は，食材をよく選び，食材によってはつなぎを利用するなどして，しっかりとミキサーにかけましょう。ミキサーにかけるときのポイントは第2章を参考にしてください。

関連レシピ ぶり大根 ➡ P.62

Q6 肉や魚がうまくミキサーにかけられません。何かコツはありますか？

A 加熱した肉や魚の料理は水分が少なく，それだけではミキサーにかけてもうまく回りません。ミキサーにかけてペースト状にするには，水分やつなぎを加えることが必要です。水分といっても，料理に合わせて調味料の入った和風だしや中華風スープ，コンソメスープなど，また同じ魚なら，はんぺんなどのねり製品をつなぎに選択するといいでしょう。添える大根おろしなどを一緒にミキサーにかけてもかまいません。事前に粥ゼリーを作っておき，これをつなぎに使うこともできます。

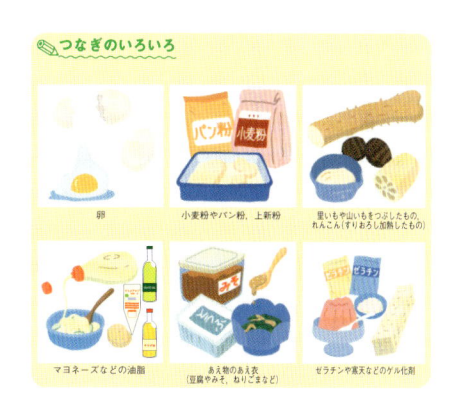

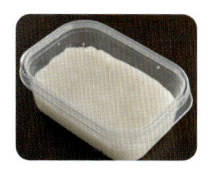

つなぎのいろいろ
卵 / 小麦粉やパン粉，上新粉 / 里いもや山いもをつぶしたもの，れんこん（すりおろし加熱したもの）
マヨネーズなどの油脂 / あえ物のあえ衣（豆腐やみそ，ねりごまなど）/ ゼラチンや寒天などのゲル化剤

粥ゼリー

関連レシピ えび団子のオーロラ炒め ➡ P.70

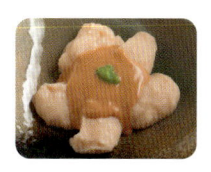

Q7 白身魚はミキサーにかけてもボソボソしてしまいます。何かよい方法はありますか？

A 赤身の魚や脂ののった部位などは比較的なめらかになりますが，白身魚は淡泊でもあり，ミキサーにかけるとどうしても繊維が残る感じがします。このような場合，ここでは油脂を加えてなめらかさを出したり，はんぺんや豆腐をつなぎに加えて，一緒にミキサーにかけると，比較的なめらかにまとまりやすくなります。介護用の商品には，油脂を材料にしたマトメアップPlusという商品もあります。

関連レシピ たらのかぶら蒸し ➡ P.56

Q8 焼き肉や焼き魚などの焼きものはそのままミキサーにかけてもうまくいきません。何かよい工夫はありますか？

A 焼きものだと，水分や脂が落ち，どうしてもパサパサしてしまい，そのままミキサーにかけてもうまく回りません。つなぎとなる水分や油脂を加え，とろみ調整食品などでまとめたり，主食で準備している粥や粥ゼリーを少量加えつなぎにしても，ミキサーが回りやすくなります。食材そのもので油脂ののった部位を選んで買うのもよいでしょう。

関連レシピ 全粥ゼリー ➡ P.48，焼き塩さば ➡ P.58

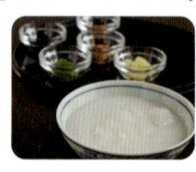

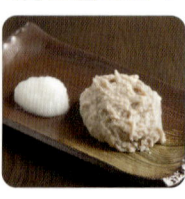

第5章 ● こんなときどうする？ そこが聞きたい！ 嚥下食Q&A

Q9 普段はミキサー食を食べています。みそ汁やスープは家族と一緒ではなかなか難しいなぁと思い，具を除いて，スープにとろみをつけて飲んでもらっています。本当だったら，具も一緒に食べられると，もう少し栄養もとれるかと思いますが，何かいい方法がありますか？

A スープ類はその具と一緒にミキサーにかけてかまいません。野菜などの具と一緒にミキサーにかけることで，適度にとろみがつき，ポタージュ状になり，飲み込みやすくなります。具の食材により，水分を吸収するものやそうでないものがあるため，中身をよくみて，スープの量（割合）を加減しましょう。詳しくは第2章p26を参考にしてください。

関連レシピ かぶのみそ汁➡ P.51，わかめの中華スープ➡ P.52，あったか豚汁➡ P.53

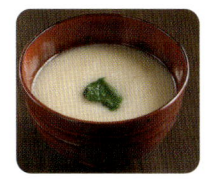

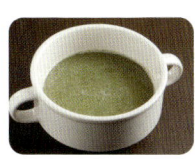

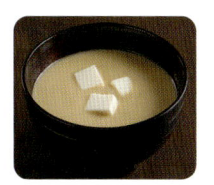

Q10 みそ汁を具と一緒にミキサーにかけるのですが，薄いとろみではむせやすいため，とろみ調整食品を加えています。でもどのくらい，加えていいのかわからず，気がついたらベタベタになってしまいました。

A みそ汁を具材と一緒にミキサーにかけると，適度にとろみがつきます。そこにとろみ調整食品を加えると，お茶や水にとろみをつけるよりも少ない量で十分とろみはつきます。薄いとろみではむせるということですが，とろみ調整食品はたくさん加えると，逆にベタベタして飲み込みにくくなったり，口やのどに残りやすくなるため，とろみ調整食品を加え，一緒にミキサーにかけると，空気を含み，ムース状にフワッと仕上がります。詳しくは第2章p27を参考にしてください。

関連レシピ　かぶのみそ汁 ➡ P.51，わかめの中華スープ ➡ P.52

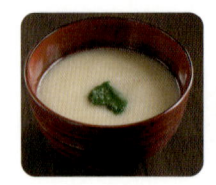

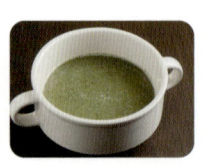

Q11 くだものを食べさせたいと思っています。どんなふうに調理したらいいですか？

A くだものには旬があり，食卓に添えるだけで，季節を感じることができ，食欲増進にもつながります。おいしく食べていただくにはいいですね。くだものの中には，水分の多いもの，少ないもの，果汁がさらっとしているもの，とろみがあるものなどがあります。スイカは水分が多いうえに，果汁がさらっとしているためむせやすく，そのまま食べるには意外にも難易度の高い食品です。さらに繊維も口の中に残りやすいため，注意が必要です。桃やぶどうは皮をむき，ミキサーにかけるだけで，とろみのある果汁でまとまりやすくなります。できるだけ熟したものを選びましょう。

くだものをミキサーにかけたときの物性の違い

ミキサーにかけると，果汁がサラサラ状の液体になる	スプーンでつぶす　熟しているものを選ぶ	ミキサーにかけるととろみがつくもの
スイカ，リンゴ，梨，ミカンなどの柑橘類	バナナ	柿，キウイフルーツ，パイナップル，マンゴー，桃，ぶどう，いちご，バナナ

中間のものでも，熟すと比較的ミキサーでまとまりやすい
★バナナは，ミキサーにかけなくても，輪切りにした中でつぶすこともできる。

ミカン缶の食形態による違い

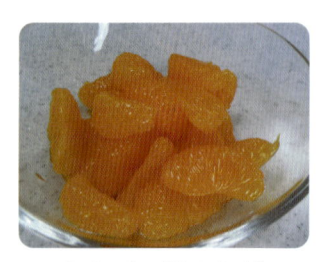

ミカン缶（そのまま）

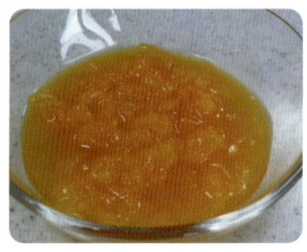

ミカン缶（たたき）
果肉と果汁にわかれて，そのままではむせやすい

ミカン缶（ペースト）
果汁はサラサラしているため，少量のとろみ調整食品が必要

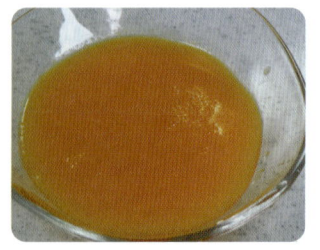

第5章 ● こんなときどうする？ そこが聞きたい！ 嚥下食Q&A

Q12 リンゴはすりおろして，とろみをつけて食べています。梨はどうしたらいいですか？

A リンゴと同様にすりおろし，果汁にとろみをつけて食べることができます。梨はリンゴほど繊維が気になりませんが，よりなめらかなペースト状にしたい場合は，加熱しコンポートにしてからミキサーにかけます。コンポートはお鍋ではなく，電子レンジを使って作ることもできます。

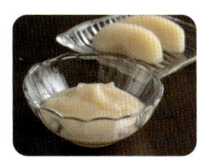

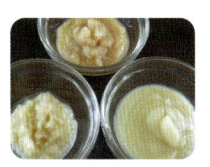

リンゴのコンポート（ペースト）

左：生のリンゴのすりおろし
右：リンゴコンポートのペースト
奥：生のリンゴをミキサーにかけたもの
（第2章 p24参照）

Q13 柿は熟した状態であれば食べられます。でも買ってきてすぐ食べるのは無理そうです。熟すまで待たなければいけないでしょうか。それ以外に何か工夫できることはありませんか？

A 柿に限らず，少し青い完熟手前のくだものは，皮をむき，ポリ袋に入れて一度冷凍します。冷凍により繊維が破壊され，解凍するとやわらかい食感に変わります。

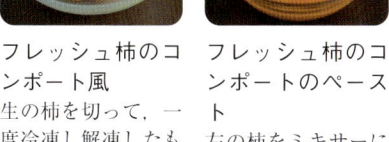

フレッシュ柿のコンポート風
生の柿を切って，一度冷凍し解凍したもの（コンポート風）

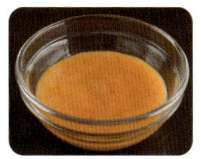

フレッシュ柿のコンポートのペースト
左の柿をミキサーにかけると，なめらかなペースト状になる

93

Q14 とろみ調整食品は飲みものにも食べものにも，どんなものにも活用できて便利ですね。

A そうですね。温度や味に大きな影響なく，とろみをつけることができます。ただし，製品によっても添加量が異なりますので，ご注意ください。詳しくは第1章「(1) とろみ調整食品」の項目をご参照ください。

Q15 お茶にとろみをつけようと思って，とろみ調整食品を利用しました。冷たい麦茶でしたが，なかなかとろみがつかないなぁと思って，加えて気がついたら，すごい状態のとろみになってしまっていました。とろみがつくまでには時間がかかるのですか？

A そのとおりです。とろみ調整食品は，添加量（濃度）が高くなれば，粘度は増します。最近のとろみ調整食品は改良され，とろみがつくまでの時間はずいぶん短縮されていますが，以前は長いもので，とろみがついて安定するまで7〜8分かかるものもありました。また，とろみ調整食品の製品によっても安定するまでの時間は異なりますし，どんなものにとろみをつけるかによっても変わってきますので，注意してください。

例えば，お茶に比べて牛乳にとろみがつきにくかったり，みそ汁やジュース類などは少しとろみのつき方が異なります。詳しくは第1章「(1) とろみ調整食品」の項目をご参照ください。

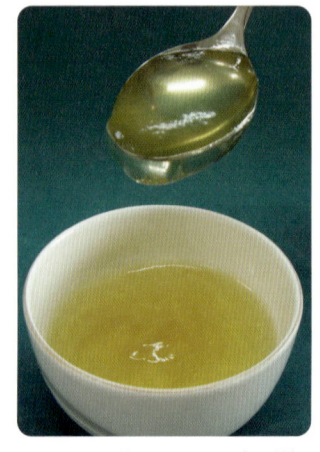

ベタベタ状のとろみ（お茶）

第5章 ● こんなときどうする？ そこが聞きたい！ 嚥下食Q&A

Q16 病院を退院するときに，食事の時間ごとにお茶にとろみをつけるよう指導されました。でも，この「とろみをつける」という作業がどうしてもおっくうになり，結局，とろみをつけなくなっています。それほどむせている感じもしないし，もうつけなくてもいいでしょうか？

A 退院指導で「とろみをつける」という指導がなされているのに，自己判断でとろみをつけなくなるのは少々危険ですね。食事時間にその都度，作ったほうが衛生上もよいのですが，「とろみをつける」その作業がおっくうなのであれば，500 ml程度一度にまとめてとろみをつけてしまい，冷蔵庫などで保存しながら，食事の時間ごとに少しずつ，別のコップに移して飲むというのはいかがでしょうか。まとめて作ることで，1日の水分目標量の目安にもなり，実際の摂取量が把握しやすくもなります。ただし，この場合は，衛生面を考慮し，必ず冷蔵庫などで保存するようにしましょう。

Q17 お茶とは違い，牛乳にはうまくとろみがつかない気がします。加える量を決めたいのですが，毎回感じが違い，よくわかりません。

A 飲料により，とろみのつき方は異なります。水やお茶と比べると，みそ汁や牛乳，オレンジジュースはとろみがつくまでに時間がかかります。とろみがついていないと不安になり，さらにとろみ調整食品を追加してしまうこともあるようですが，追加をせずに，再攪拌することで粘度が出て安定します。詳しくは第1章「(1)とろみ調整食品」の項目をご参照ください。

Q18 牛乳などへのとろみは，どのくらいの時間で安定しますか？

A お茶は2〜3分で安定することが多いのですが，牛乳などは油脂などの

95

影響もあり，とろみがつきにくいものです。とろみがつくまでには時間がかかり，でき上がりの8割程度までにほぼ安定するのは30分程度，その後も少しずつですが，さらに粘性は上がります。しかし，1分間攪拌し，その後10分放置，放置後再度1分間攪拌することで，一気に粘性が高まり早く安定します。詳しくは第1章「再攪拌の有無が粘度発現に与える影響（牛乳）」（図4）をご参照ください。

Q19
白菜のお鍋を作りました。お豆腐や野菜をミキサーにかけましたが，ミキサーにかけて少し置くと，ペースト状になった料理のふちから水気が出てきます。最近，食事中にむせることが増えてきましたが，どうもこの水気でむせるようです。何かよい方法はありませんか？

A
鍋料理はお肉や野菜もやわらかくなり，だしも十分出ているので，おいしく食べられますね。やわらかい野菜はそれだけにミキサーにかけやすく，なめらかではありますが，ご質問の「ペースト状になった料理のふちから出てくる水気」は，ミキサーにかけた後も野菜からわずかに出てくる水分だと思います。わずかな水分に対しても，すぐ誤嚥してしまう場合には，この「水気」をなくしまとめるために，とろみ調整食品を利用します。ただし，この場合，1人分に対し，加える量は「ひとつまみ」の量で十分です。このひとつまみは，おおよそ0.2～0.5g程度ですが，このわずかな量で，ペースト状の嚥下食をうまくまとめてくれます。

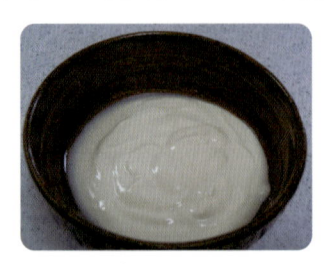

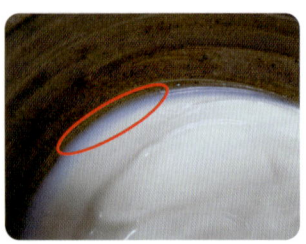

豆腐のペースト　　　豆腐のペーストの離水
攪拌すると水が出てくる

関連レシピ キャベツのごまあえ ➡ P.72

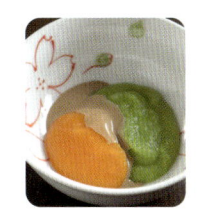

Q20 病院で入院中に紹介されたとろみ調整食品を使っていますが，どうもデイサービスでは違うものを使っているようです。とろみ調整食品って，どれも同じように使ってもいいのですか？

A とろみ調整食品には，素材の主な成分として，①でんぷんを多く含むもの，②グアーガムを主体とするもの，③キサンタンガムを主成分とするものと大きく分けて三つあります。最近のとろみ調整食品は，そのほとんどがキサンタンガム系のものとなっていますが，その中でも商品により添加量が異なるものがあります。どれも同じように使うことはできず，商品名と使用量をきちんと伝える必要があります。何にどれだけの量を加えるのか確認し，どこにいても同じようなとろみの状態を作っていきます。

Q21 いちいち「とろみをつける」という作業が面倒で，まとめて作っています。朝作っておくのですが，夕方にはけっこうかたくなってしまっていることもありますし，そうでないこともあります。何が影響しているのでしょうか？

A 病院や施設では衛生管理上，あまりまとめて作って保存しておくということはしていませんが，在宅では日中独居や介護者の就労など，どうしてもやむを得ない事情も多くみられます。そのため，実際にお茶やイオン飲料などにとろみをつけて，冷蔵庫で保存しながら，必要な分だけ飲んでいくということはあります。朝作ったものが，夕方にはかたくなっているとのことですが，とろみの添加量が多い場合は時間がたてばたつ

ほど，べたつきが強くかたくなってしまいます。使用濃度と作業性など考慮して，適切に判断しましょう。

Q22 煮込みハンバーグを作りました。煮込んだソースと一緒にミキサーにかけるとうまく回り，なめらかなペースト状ができました。でも仕上がりにとろみ調整食品を加えたら，なんだかかたくなってしまいました。とろみ調整食品は加えないといけないですよね？

A お茶や飲みもの以外に，おかずにもとろみ調整食品を使います。でもスープ類ではなく，副食にあたるものは水分が少ないため，お茶などにとろみを入れるのと同じ量のとろみ調整食品を加えると，かたくなりすぎてしまいます。ハンバーグには，卵や小麦粉などつなぎに複数の食材を使っています。そのため，ミキサーにかけても水分が出にくく，分離しにくいのです。こういった場合は，とろみ調整食品を追加で加える必要はないかもしれません。しかし，ハンバーグソースの量が多く，緩いペースト状になってしまったときは，少量必要な場合もあるかもしれません。いずれにしても，とろみ調整食品の添加は「ひとつまみ」からで様子をみていきましょう。また，粥ゼリーなどをつなぎにして活用すれば，とろみ調整食品は不要となり，栄養価が下がらずなめらかに仕上がります。

関連レシピ ハンバーグ ➡ P.60

Q23 病院でよくゼリーが出ていました。おやつや水分補給にするといいのかなと思っています。市販されているものは，どんなものでもいいですか？　また簡単に手作りできるゼリーってありますか？

A 一般的にゼリーとひと口にいっても，フルーツゼリー，ゼラチンゼリー，

こんにゃくゼリーなどさまざまなゼリーがあります。市販されているゼリーはどんなものでもよい，ということではなく，そのかたさやまとまりやすさなどに注意しなくてはなりません。手作りできるゼリーには，ポットのお湯で簡単に作れるハウス食品株式会社のゼリエース®などもありますし，ゼラチンを用いて，果汁のゼリーを作ることができます。最近の介護食品には，80度以上の液体（お茶やジュース，汁もの）に一定の量を添加し，冷やすだけで，簡単に固まる素材が増えています。詳しくは第1章「(2) ゲル化剤」の項目を参考にしてください。

関連レシピ イオンゼリー ➡ P.82

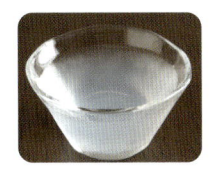

Q24 葉物はどうしても繊維が気になり，食べるのは難しいのではないかと思ってしまい，食卓にも出しにくい食材の一つです。栄養の偏りも気になってきていますが，なかなか食べさせてあげられません。何かよいレシピはありますか？

A 葉物はミキサーにかけても，どうしても繊維が残ってしまいますが，葉先を使い，やわらかくゆで，それをミキサーにかけます。ゆでた後の絞り方を軽めにしたり，だし汁を加えたりするとミキサーも回りやすくなります。ごま油やマトメアップPlusなどの油脂を加え，なめらかさを出したり，とろみ調整食品でまとめたり，ゲル化剤を加えたりします。ごまペーストを使ったごまあえのあえ衣などとあえたり添えたり，ソースをかけたりして，料理のバリエーションを増やすこともできます。

関連レシピ ほうれん草のバターソテー ➡ P.71

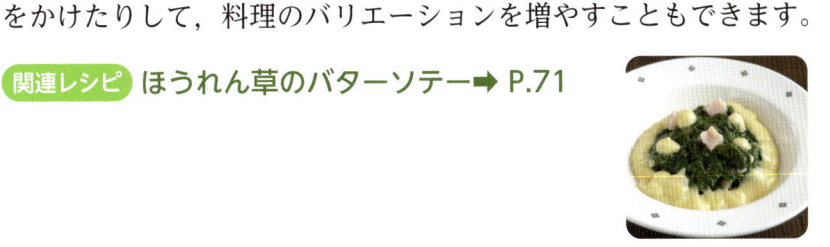

> **Q25** パンが好きで朝はいつもパン食でした。おいしいパンをまた食べたいのですが，パンを嚥下食風に作るにはどうしたらいいですか？

A パンは水分が少なく，飲み込みにくい食材です。高齢者の窒息の原因の上位にも挙げられ，そのままでは注意が必要です。そこで，卵や牛乳で作った卵液に浸したフレンチトーストやパン粥，パンプリンなどにするといいでしょう。フレンチトーストは，牛乳や卵の卵液を作って浸し，フライパンなどで焼きます。焼き目が気になる場合は電子レンジで蒸してもよいです。パン粥は多めの卵液に浸したパンを小鍋で煮ます。白粥と違い，卵や牛乳を使用するぶん，茶碗1杯でもかなり栄養価は上がりますので，1日1回のパン食も低栄養予防にはお勧めです。

関連レシピ エッグスラットの添えのフレンチトースト ➡ P.68

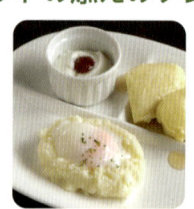

> **Q26** フレンチトーストやパン粥に使うパンは，食パン，ロールパン…，どんなパンで作ったらいいのでしょうか？

A 最近では，米粉パンやモチモチ系のパンが多く出回っていますが，フレンチトーストとして仕上げるときは，しっかりとしたかたさが残るため，あまりお勧めしていません。山崎製パンのダブルソフトや蒸しパンなどは，早く水分を吸収するためお勧めです。
パン粥にするならば，食パンの耳は切り，牛乳などに浸して作ります。ロールパンは，焼き目のかたさに注意しましょう。蒸しパンなどは，牛乳を早く吸収し，かつもともとが甘いため，砂糖などを加えなくても，加熱するだけで甘くおいしく仕上がります。

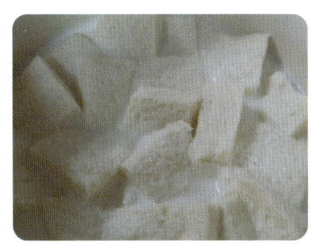

第5章 ● こんなときどうする？ そこが聞きたい！ 嚥下食Q&A

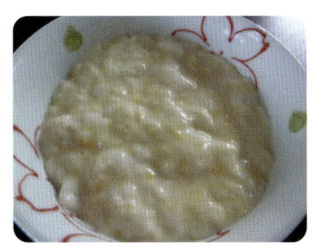

パン粥（調理前）　　　パン粥（調理後）

関連レシピ 蒸しケーキ ➡ P.81

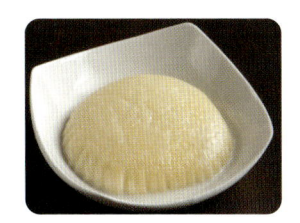

Q27　パン粥を作るときに注意する点はありますか？

A　パン粥は，パンを小さく切って小鍋に入れて牛乳に浸し，その後，加熱しながら砂糖を加えて，味をととのえます。食パンの場合は耳を取り，加熱する前に十分卵液を染み込ませておくことがポイントです。また，加熱時には，水分をすべて蒸発させてしまうのではなく，少し残ったやわらかめの状態で火をとめておきます。食べるときには，さらに卵液を吸って，ちょうどよくなります。ここで，水分をすべて蒸発させて加熱してしまうと，食べるときには水分を吸収しすぎて，かたいパン粥になってしまいますので，注意してください。

卵液ではなく，最初は牛乳と砂糖のみで加熱し，火をとめてから，卵やバターを加えると風味もよく仕上がります。

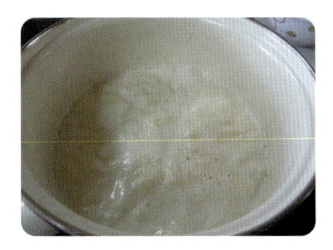

パン粥の水分が残った状態

Q28 パン粥を作ってみたのですが，小鍋で加熱しながら攪拌していると，どんどんパンの形がなくなっていきましたが，そのぶん，粘りも出てきた気がします。しっかりかき混ぜていいんですよね。どの程度，攪拌したらいいのでしょうか？

A パンは卵液に浸し，加熱し攪拌すればするほど形は崩れ，ベタベタとしてきます。咀嚼や舌の動きが悪く，うまく口の中でまとめられない場合には，加熱しながら，少しずつ形を崩していきます。パンの形をどれだけ残すか，もしくは完全になくし，ペースト状にするかについては食べる方の機能に合わせて判断しますが，べたつき感が気になるようであれば，酵素入りゲル化剤を利用してもよいでしょう。

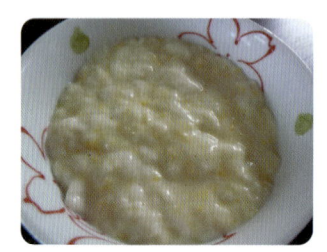

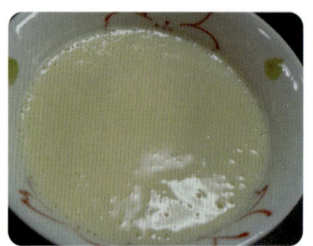

パン粥（形あり）　　　パン粥ミキサー（形なし）

Q29 豆腐はやわらかいので，よく食べてはくれますが，毎日同じようなメニューになり，飽きてきてしまうのではないかと心配です。豆腐のアレンジメニューはありますか？　また，豆腐であれば，なんでもいいのでしょうか？

A 豆腐には絹ごし豆腐，木綿豆腐，焼き豆腐といろいろなかたさのものがあります。また同じ「豆腐」という言葉がついていても，卵豆腐は豆腐とはまた少し違った食感ですね。素材は異なりますが，ごま豆腐もあります。嚥下食としてよく利用されるのは，絹ごし豆腐ややわらかいごま豆腐です。豆腐は加熱しすぎると，鬆がたってしまったりかたくなってしまったりします。加熱は長時間にならないようにしましょう。

豆腐料理の代表的なものに，湯豆腐，白あえ，マーボー豆腐，豆腐ステーキ，炒り豆腐などがありますが，嚥下食としては，同じように作ったものを調理加工するだけではなく，豆腐以外の材料と別々に調理し，たれやソースを利用して，味つけや盛りつけをするといいでしょう。例えば，白あえは，具材をミキサーにかけたものに，なめらかに仕上げたあえ衣を添える，マーボー豆腐は湯通しした豆腐に，ミキサーにかけペースト状にしたソースをかけるなどします。

関連レシピ マーボー豆腐➡ P.63

Q30 主食はほとんどがお粥です。残りご飯を使ってお粥を炊いていますが，どのくらいまでやわらかく炊いたらいいのか悩みます。

A 毎日の食事，副食を何にしようかと悩む中で，主食のお粥の炊き方にも気を配っていて，すばらしいですね。ただ，残りご飯で炊いたお粥は意外にかたく，嚥下障害の程度により，口の中やのどに残ってしまいます。また，一見やわらかそうにみえる雑炊や分粥は，嚥下食に向いていません。お粥の評価とは見た目のかたさではなく，粥粒一つひとつのかたさです。お粥のかたさをみるときには，舌の上に一口のせてみて，歯で噛まずに，舌で転がしながら粥の粒をつぶしてみましょう。きれいに舌の上からなくなればいいですが，粒が残るようであれば，もう少しやわらかく炊けるとよいかと思います。実はこのやわらかさを追求すると，残りご飯から煮返しても，1時間以上はかかってしまいます。米から炊く，炊飯器のお粥モードを利用する，パッククッキングで作る（巻頭レシピ「全粥」参照）などの調理法があります。

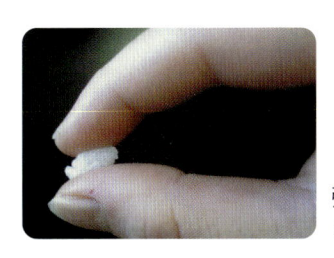

粥粒を舌や指でつぶし，かたさをみる

Q31 どうもお粥の粒が口に残るようで，むせることが多いです。病院でもお粥はミキサーにかけて，ペースト状になっているものが出されていたように思います。でも，お粥をミキサーにかけると糊状になりますよね。何か工夫があるのですか？

A お粥には，全粥と分粥の2種類があり，分粥にも3分粥，5分粥，7分粥と，粥粒と重湯の割合により，名称が異なります。重湯のようにさらさらしている中に粥粒が浮いていると，液体と固形物の混合状態になり，むせやすいといわれています。そこで，粥の粒をなくそうとミキサーにかけてミキサー粥を作りますが，お粥はミキサーにかけるとベタベタの糊状になってしまいます。この糊状を解決するために，アミラーゼの入った酵素入りゲル化剤を添加します。酵素入りゲル化剤は，酵素とともにゲル化剤が入っているため，糊状の粥をサラサラにし，その後，温度が下がるとムース状にプルンと固まってきます。詳しくは第2章「4．嚥下食作りの基本は主食！ 食べやすく，おいしい主食作り」の項目をご参照ください。

関連レシピ 全粥ゼリー ➡ P.48

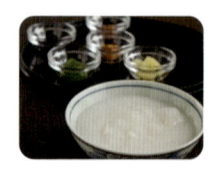

Q32 忙しいときなどは，スーパーで売っているレトルトのお粥を利用しています。大丈夫でしょうか？

A スーパーで売っている一般のお粥は，実は雑炊のように水分が多く，この水分でむせやすいということがあります。また粥粒一つひとつも嚥下食としてはかためであり，あまりお勧めしてはいません。一方で，介護食品の粥であれば，離水は少なく，やわらかく仕上がっており，さらに商品によってはペースト状になっていたりと，とても便利です。

第5章 ● こんなときどうする？ そこが聞きたい！ 嚥下食Q&A

Q33 白いお粥が大好きです。漬けものはのりのつくだ煮やねり梅など，いつも同じようなものばかりです。何か変わったものを出すための工夫はありますか？

A 普段，私たちが食べる漬けものをすりおろしたり，ミキサーにかけたりすることができます。少量ではミキサーが回りにくいため，ある程度まとめて作ることになりますが，しっかりとミキサーにかけ，なめらかにしたうえで，とろみ調整食品やゲル化剤などでまとめておきます。

関連レシピ たくあん ➡ P.49，きゅうりの浅漬け ➡ P.50

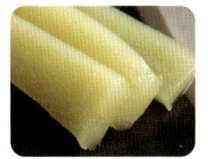

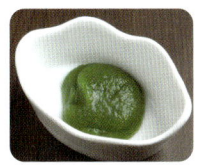

Q34 胃ろうがあり，お口から食べるのはお楽しみ程度の量です。ゼリーやプリンばかりが中心で，甘いものだけではなく，違った味もほしいと訴えるため，食事らしいものを出してみたいと思います。どんなものがいいでしょうか？

A ゼリーやプリンが中心なのであれば，同じゼリー状でも果汁のゼリーではなく，おすまし汁のゼリーやみそ汁などのゼリーはいかがですか？まずは果汁のゼリーと同様の分量で，試してみてください。機能的に可能ならば，ポタージュやとろみ付きみそ汁，卵豆腐などの食感もいいでしょう。

Q35 麺類が大好きでした。私たちも昼は簡単に麺類などにしてしまいがちですが，嚥下食となると，どうやって作ったらいいのでしょうか？

A 麺類にはうどん，そば，素麺，ひやむぎ，中華麺，パスタなど，いろい

105

ろな種類があります。うどんや素麺は比較的やわらかく煮ることができるため，短めに切って，くたくたに煮て食べたりしますが，ミキサーを使ってペースト状の食形態にする場合には，粥と同様にベタベタになります。そこで，麺は一度ミキサーにかけ，ゼリー状にすることでつるりと飲み込むことができます。ゆでた麺類をゆで汁またはお湯と一緒にミキサーにかけ，酵素入りゲル化剤を加えて一度固めます。固めるときにはポリ袋に入れ，固まったら，底の端をわずかに切って，生クリームなどを絞り出す要領で盛りつければ，麺状に絞り出すことができます。ラーメンやそばなど，麺の風味を生かしながら，そこにとろみをつけた汁を注いでいけばおいしく食べることができます。

関連レシピ さっぱり醤油ラーメン ➡ P.44

Q36 スパゲティなどのパスタは，嚥下食として食べられますか？ 食べられるならば，どんな工夫ができますか？

A 前述の麺類同様に，ゆでたパスタ湯と一緒にミキサーにかけ，酵素入りゲル化剤を加えて固めます。固めるときにはポリ袋に入れ，固まったら，底の端をわずかに切って，生クリームなどを絞り出す要領で盛りつければ，麺状に絞り出すことができます。パスタはその風味がいいですね。パスタソースは，別にミキサーにかけ，絞り出したパスタの上に，おいしそうに盛りつけましょう。

関連レシピ ミートソースパスタ ➡ P.46

Q37 刺身を食べさせたいのですが，お勧めはありますか？

A お刺身は嚥下食として向いている料理の一つです。いろいろな種類のお刺身をまぐろのたたきのようにたたいてあげれば，食べることができま

す。大葉や大根のつまの代わりに，アボカドなどを添えると栄養価も上がり，彩りもいいですね。

関連レシピ お刺身盛り合わせ ➡ P.59

Q38 お寿司が大好きです。普段はお粥を食べているので，みんなと同じお寿司は難しいかなと思いますが，何かよい方法はありませんか？

A お寿司はすし飯と魚介類を組み合わせた料理ですが，前述のように，お刺身は嚥下食として向いており，たたいたお刺身を一口大に握った粥の上にのせます。粥は握りやすいように少しかためにし，1%のゼラチンを加えて一緒に炊き上げます。通常と同じように，わさび醤油につけて食べるのもいいですね。

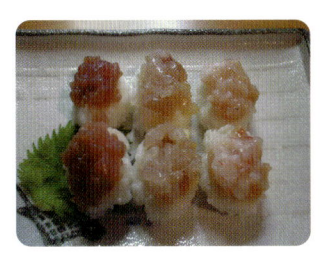

たたき寿司

Q39 お正月にみんなで食べるお雑煮が大好きでした。なんとかお餅を食べさせたいのですが，何かよい調理方法はありますか？

A お餅は毎年救急車で搬送される方も多く，高齢者の窒息しやすい食品の上位にある食べものです。やわらかいと思っても，あの粘る感じが危ないのです。そこで，お餅をやわらかくゆでて，ゆで汁とともにミキサーにかけ，酵素入りのゲル化剤を使った調理法や白玉粉と長いもで作るレシピなどがあります。みなさんがこだわるのは，お団子ではなくお餅，大事なのは餅の風味ですね。

関連レシピ やわらかお餅 ➡ P.80

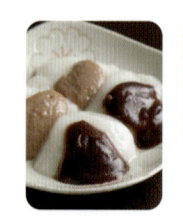

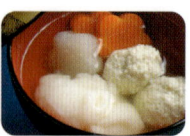

鶏団子の雑煮

Q40 スーパーでお惣菜を買ってくることも少なくないのですが，そうするとなかなか家族と同じものは食べられないのかなと思います。よく買ってくるのは天ぷらなどの揚げものですが，どうにかして一緒に食べることはできないかなとこの間，天ぷらをミキサーにかけてみました。なんとなくベタベタして，おいしいのかしら⁉ と思いながら出してしまいましたが，何かほかに工夫はありますか？

A 天ぷらは揚げ衣も一緒にミキサーにかけると，揚げ衣のでんぷんで仕上がりがベタベタしてしまいます。揚げものは，揚げる前の食材をそれぞれマッシュ状にして，揚げ衣を工夫して盛りつけることで見た目もおいしく食べることができます。天ぷらの場合は食材のムース，天つゆゼリーと天かすゼリーを作り，クラッシュ（フォークなどでゼリーを崩す）させてから盛りつけ，一緒に食べると，天ぷらの風味がよく出ておいしく食べることができます。

関連レシピ 天ぷら盛り合わせ ➡ P.66

Q41 ひじきやわかめなどの海藻類は，嚥下食としては難しいかなと思います。栄養も考えて，バランスよく食べさせたいと思っていますが。

A 実はひじきやわかめなどの海藻類は，多糖類であり，とろみ調整食品の材料や寒天などと似ている食材です。なかなかやわらかくならず，そのままでの使用は難しいのですが，ミキサーにかけると意外にとろみが出て，いい感じに仕上がります。

第5章 ● こんなときどうする？ そこが聞きたい！ 嚥下食Q&A

関連レシピ わかめの中華スープ ➡ P.52

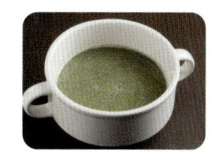

Q42 トマトサラダを作りました。ミキサーにかけると色がピンク色になり，なんとなく味がぼやけてしまう感じがします。

A トマトは皮と種を取り，果肉を残さずしっかりとミキサーにかけると，トマトの味が淡白であるがゆえに，ミキサーの回転とともに機械臭がトマトに移ってしまったり，ミキサーにかけることで空気を含み，ふわふわになりすぎ，フレッシュトマトのよさが半減してしまいます。味をしめるために，アクセントとして塩を加えたり，生のトマトにカットトマト缶や100％タイプのトマトジュースなど加工品を加えて作るといいでしょう。彩りよく盛りつけ，トマトを濃厚に感じることができます。

関連レシピ トマトとレタスの卵炒め ➡ P.64

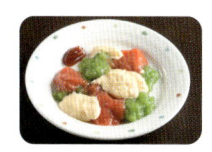

Q43 こんにゃくはどうしたら嚥下食になりますか？

A こんにゃくはそのままではかたく，窒息の危険も高い食べものですね。嚥下食となると，もう食べられないと思っている方も多いようですが，ゆでたこんにゃくと水やだし汁と一緒に，一度ミキサーにかけてゲル化剤で固めると，やわらかいこんにゃくゼリーができます。田楽みそをのせて食べるとおいしいですよ。

関連レシピ みそこんにゃく ➡ P.75

Q44 れんこんなどの根菜類をおいしく食べる方法はありますか？

A れんこんやごぼうなどは繊維が強く，十分やわらかく下ゆでしてから料理に使ったりしますが，ミキサーにかけたりペースト状にして食べるには，れんこんを生のまますりおろすかミキサーにかけ，それにだし汁を加えて鍋で煮るとモチモチとした食感に変わります。加えるだし汁の量を変えるだけで，かたさは調節することができます。

関連レシピ れんこんのきんぴら➡ P.74

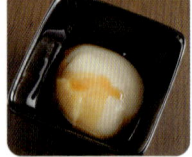

Q45 きのこ類は，嚥下食に使えますか？

A きのこ類は風味よく，だしもよく出ますが，食材そのものはかたく，嚥下食としては適していません。中でもしめじはミキサーにかけると苦みが出てしまい，あまりお勧めしません。しいたけなどは風味も出て，ミキサーにかけてもなめらかに仕上がります。

Q46 お誕生日にケーキを食べようと思っています。どんなケーキがお勧めですか？

A お誕生日のケーキというと，いちごののった生クリームたっぷりのスポンジケーキを思い出します。フワフワのスポンジは，生クリームをしっかりと吸収してくれますので，スポンジケーキに生クリームを混ぜ，その後，牛乳を加えてかたさを調整することで，比較的なめらかになります。この作業を事前にやってしまうのではなく，ぜひ目の前でやってあげてください。いちごの代わりには，いちごジャムやソースを利用しましょう。また，スポンジ自体が難しい場合は，ムースタイプのケーキを選ぶ

第5章 ● こんなときどうする？そこが聞きたい！嚥下食Q&A

といいかと思います。機能的にどんなものが食べられるかは，関わっている医療関係者にご相談ください。

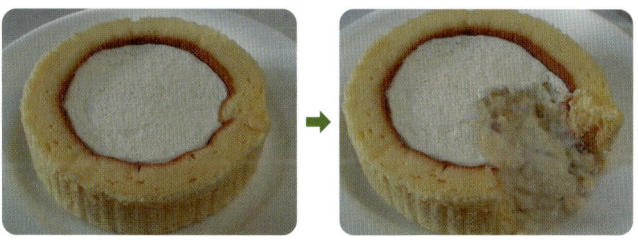

＊スポンジに生クリームを混ぜてから，牛乳やヨーグルトを加えてなめらかにする

Q47 焼き肉が大好きでした。でも，さすがに焼き肉は食べられないし，焼いたお肉をミキサーにかければいいのですか？

A 焼き肉，おいしいですよね。牛肉に限らず，焼いたお肉やハンバーグをマトメアップPlusなどの油脂を加えてミキサーにかけ，市販の焼き肉のたれをかけます。市販の焼肉のたれには，いりごまが入っているものもあり，少し裏ごしして取り除くといいでしょう。お粥とともに，焼き肉のたれだけを少量かけて食べるだけで，焼肉丼の味になります。

Q48 ミキサーにかけるときの味つけ，なんとなく決まりません。何かポイントはありますか？

A いろいろな料理がありますが，ミキサーにかけるとどうしても味が均一になったり，ぼやけてしまったりして，決まらない感じがします。ミキサーにかけるときの食材と水分の割合，加える水分の味の有無，複数の食材を一緒にミキサーにかけたときの味の変化など，いろいろな要素があるからです。食材そのものにしっかりと味をつけてもいいのですが，逆に素材を生かした味つけにし，濃い味のたれやソースをかけることで，味が二層になり見た目も味もよくなります。

Q49 嚥下食において，たれやソースをかけることで，どんな効果がありますか？

A ペースト状，マッシュ状の食事にたれやソースをかけることで，二層になり味のメリハリがつく，表面がコーティングされてなめらかになる，水分補給になる，まとまりやすくなる，見た目がよくなるなどの効果があります。

関連レシピ スープ餃子➡P.54

Q50 ゼリーととろみ，どちらから試したらいいですか？

A 嚥下障害といっても，病態，障害の程度などにより，適切な食形態が異なります。食べるということは単に噛んで，飲み込むことではなく，認知，捕食，咀嚼，食塊形成，食塊移送，咽頭通過（嚥下反射），食道通過に分けられ，しっかりと機能をみて，ゼリーかとろみかという判断をしていきます。病院や施設ではVF（嚥下造影検査）やVE（嚥下内視鏡検査）があり，きちんと見える形で判断することもできます。ぜひ，専門家の評価をあおいでください。

Q51 毎日の食事作りが大変です。家族と同じ料理から嚥下食を作るアレンジ法があれば教えてください。

A 私たちの食事でさえ，毎日どんな献立にしようかと悩んだり，時間をとられて負担に感じたりすることがありますが，嚥下食となると，さらに手間がかかり大変ですよね。嚥下食は特別に作るということではなく，家族の食事をミキサーにかけて，とろみ調整食品やゲル化剤を加えて加

工調整する，という形でも十分おいしくでき上がります。

本書のレシピや第2章にあるように，ミキサーにかけるときのポイントを押さえ，作ってみましょう。見た目がペースト状であっても，盛りつけ方で食欲をそそりますし，しっかりと味がついている料理はおいしく，食は進みます。

関連レシピ カレーライス ➡ P.55，肉じゃが ➡ P.76

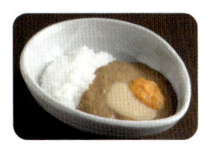

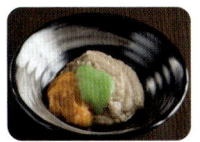

Q52 市販で売っているもので活用できる嚥下食ってありますか？

A 最近では市販の食品のバリエーションも増え，ドラッグストアでもよくみかけるようになりました。それでも，まだまだ商品数は少なく，介護食品などを手に入れるのは通信販売が主流です。そのような中，高栄養の嚥下食で，スーパーなどで手に入るものには，プリンやゼリー，ムース，ヨーグルト，アイスクリームなどがあります。お豆腐やお刺身，いも類などは，比較的手に取ることが多い食品です。バナナやアボカドもいいですね。フリーズドライのマッシュポテトや長いもなどは粉末になっているので，水で溶いてつなぎなどにも利用できます。ドレッシングやたれ，ねりごまなどは，ソースや味つけにも便利です。

関連レシピ エッグスラットに添えたヨーグルト
エッグスラットに添えた温泉卵 ➡ P.68

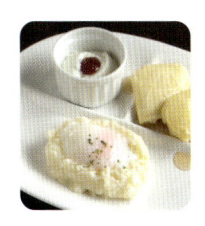

113

Q53 もともとお酒が大好きでした。お正月や特別な日には少し飲んでみたいと思っていますが，そのままでは無理ですよね。どうしたらいいでしょう？

A お酒にもとろみをつけたり，ゼリーにしたりします。ゼリーにするときは，少し水で割って，砂糖などで調味をして，ゼリー状に固めます。加熱しすぎると香りが飛んでしまうため，材料のうち少量のみを加熱し，ゼラチンなどを溶かし，残りを加えるなど工夫するとよいです。メレンゲをビールの泡に見立てたり，見た目も味も工夫できるといいですね。ただし，見た目はゼリーでも，しっかりとアルコールは入っていますので，ご注意ください。

関連レシピ 梅酒ゼリー ➡ P.84

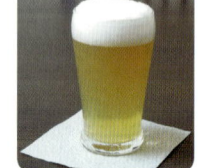

ビールゼリー

Q54 なかなか手作りの嚥下食を作れず，配食弁当でムース食をとっています。ただ，そのお弁当のムースが少しかたくて，舌でうまくつぶせず少し時間がかかっているようです。何かよい方法はありますか？

A ムース状の食事は，温めると少しやわらかくなります。食べる前に電子レンジなどで，30秒ほど加熱してから食べるとよいでしょう。それでも冷めると，また同様に固まってきてしまうので，もとのかたさよりもやわらかく仕上げたいときには，一度電子レンジなどで加熱して溶かし，そこにだし汁やスープなどを少量（1皿分/小さじ1/2〜1程度）加えておくと，冷めて固まっても，最初のムースよりもやわらかい状態のムースになります。

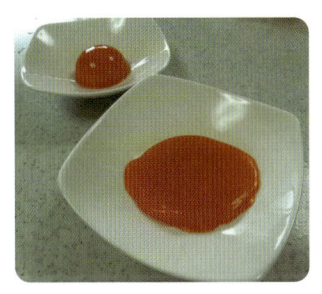

第5章 ● こんなときどうする？ そこが聞きたい！ 嚥下食Q&A

市販のにんじんムース
レンジで加熱すると溶ける（写真手前）。ここに水分を加えて再度固めると，最初よりもやわらかく仕上がる

Q55 お粥をまとめて作って，冷凍保存しましたが，どうも解凍すると，でき立てよりもモチモチしていて，このまま出していいのか不安になります。少し水分を足して煮返したほうがいいですか？

A お粥を毎食炊き上げるには，小鍋や粥専用ポット，パッククッキング（巻頭レシピ参照）などがあります。毎食のことではありますが，1人分を炊き上げるのは少量であるがゆえ大変であり，炊飯器が空いている時間を使って，まとめて作って冷凍するなどの工夫も便利ですね。ただ，お粥は炊き立てと違い，時間をおくと水分を吸いどんどんかたくなっていきます。そこで，少し水分を足して煮返すこともあるかもしれませんが，嚥下障害が重度になると，加えた水分でお粥が分離し，むせなどの原因になってしまうことがあります。冷凍保存用は最初から少し水分を多くして，やわらかく炊き上げておくといいでしょう。

Q56 食事をミキサーにかけて作っています。彩りよく盛りつけたいなぁと思いますが，食材ごとにミキサーにかけるとなると，一人分では量が少なすぎて十分にミキサーが回らず，結局，多めに作って残ってしまいます。何かいい方法はありませんか？

A ミキサーにかけた食事でも，彩りを考えて盛りつければ，見た目もおいしそうにみえ，食欲がわきますね。でもおっしゃるように，毎回の食事で食材ごとにミキサーにかけるのは，量が少ないためミキサーが回りに

115

くく，手間も増えてしまいます。そこで，にんじんやほうれん草などの彩りのよいものを素材としてまとめて作って，冷凍保存しておいたらいかがでしょうか。小さなタッパーに入れたり，ポリ袋の中に入れて冷凍保存し，使用するときに使用する分だけ解凍加熱し，盛りつけます。色が鮮やかな食材を使って，味を塩味ベースで作っておけば，どんな味つけのメニューにも対応できます。

関連レシピ ハンバーグの付け合わせのにんじんとブロッコリー ➡ P.60

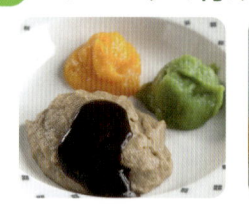

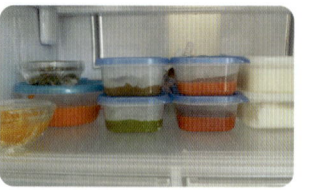

ムースの作り置き

Q57 今は1日1回，お楽しみ程度にゼリーやプリンを食べています。これからもっと食べられるようになるために，リハビリも頑張りたいと思っています。病院の食事はいろいろな段階があり，少しずつステップアップしていったようでした。ゼリーやプリンの次には，どんな食べものが食べられるようになりますか？　また，どのような順番で食べられるようになりますか？

A 咀嚼や嚥下が困難になったときの食事の基準には，ユニバーサルデザインフード（日本介護食品協議会）や嚥下食ピラミッド，日本摂食嚥下リハビリテーション学会嚥下調整食分類2013，えん下困難者用食品たる表示の許可基準（厚生労働省2009）があります。それぞれ段階数や基準の表記は異なりますが，ゼリーやプリンの次となると，とろみのついた飲みものや，ペースト状，マッシュ状の食形態に進むことがあります。詳細は管理栄養士など医療関係者にお尋ねください。

Q58 ユニバーサルデザインフードって何ですか？

A 日常の食事から介護食まで幅広く使える，食べやすさに配慮した食品です。その種類もさまざまで，レトルト食品や冷凍食品などの調理加工食品をはじめ，飲みものや食事にとろみをつける「とろみ調整食品」などがあります。ユニバーサルデザインフードのパッケージには，必ずUDマークが記載されています。これは日本介護食品協議会が，制定した規格に適合する商品だけについているマークです。区分1-4に分かれています。詳しくは第1章「ユニバーサルデザインフード」（図10）をご参照ください。

Q59 嚥下調整食分類2013って何ですか？

A 日本では統一された嚥下調整食の段階が存在せず，地域や施設ごとに多くの名称や段階が存在しています。病院，施設，在宅と環境が変わり，その連携が重要視されている中で，日本摂食嚥下リハビリテーション学会で医療・福祉関係者が共通して使用できることを目的として作られました。重度の嚥下機能障害に対応するものをコード0（0j，0t）とし，コード1j，コード2（2-1，2-2），コード3，コード4と数字が大きくなるにつれて，軟菜へ移行しています。詳しくは第1章「日本摂食嚥下リハビリテーション学会嚥下調整食分類2013」をご参照ください。

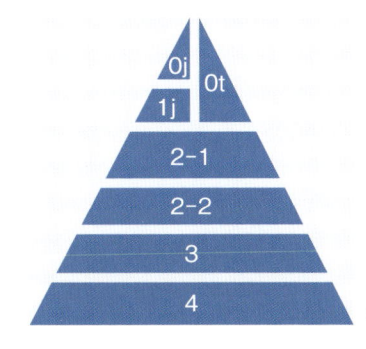

（日摂食嚥下リハ会誌　**17**：255-267, 2013）

Q60 通信販売で，レトルトや冷凍の嚥下食を買っています。最近はいろいろあるんですね。たくさんありすぎて，逆に何がいいのか迷うときがあります。選ぶポイントはありますか？

A 介護食品や栄養補助食品の購入先としては，渡辺商事株式会社の「ハートフルフード」(http://www.heartfulfood.jp/) や株式会社ヘルシーネットワーク (http://www.healthynetwork.co.jp/) などがあります。電話やFAXのほかに，インターネットでも商品が注文でき，それぞれカテゴリーに分け，分類されています。

献立名や味だけをみるのではなく，ユニバーサルデザインフードの基準や栄養表示を確認して，選ぶようにしましょう。また1回の使用量や使い勝手，価格なども考慮したいところですね。レトルト商品は，少し在庫があると非常食用にもなります。詳しくは第1章を参照ください。

Q61 嚥下食を出すと出したものは全部食べてくれますが，栄養が足りているのかどうかわかりません。何か目安になるものはありますか？

A 病院や施設では，管理栄養士が献立を考え，栄養価計算をした食事が提供されています。必要な栄養量は，個人の身体状況（麻痺の有無や低栄養状態かどうかなど）や活動量（日中の過ごし方がベッド上か車いすか，リハビリを積極的に行っているかそうでないかなど）により異なります。在宅では病院や施設と同じように行うことは難しく，食形態（物性）などに注意しながらも，主食・主菜・副菜を意識し，バランスよく食べていただくことが大切です。それでも毎日の食事となれば，なかなか難しいことであるため，食べている食事が不足していないかどうかの目安に，体重やBMI＊などを指標にします。体重や体重変動率＊＊は，栄養状態をみていくうえでの大事なバロメーターにもなります。自宅で測れないときは，通所サービスや短期入所サービスなどの施設利用時に測定し

てもらうとよいでしょう。BMIが低く，体重が減ってきている場合は，低栄養状態のリスクが高まることから，現在よりも，食事量を増やす必要があるかもしれません。

＊）BMI（kg/m^2）

　　BMI＝体重 kg÷（身長 m×身長 m）

低栄養	正常	肥満
18.5 未満	18.5〜25 未満	25 以上

＊＊）体重変動率

　　体重変動率＝（通常体重 kg－現体重 kg）÷通常体重×100

　　下記の体重減少がみられたときは，要注意！

1カ月	3カ月	6カ月
5%以上	7.5%以上	10%以上

Q62
誤嚥に注意して食形態を工夫していますが，もともと糖尿病があり，血糖値が上がることにも気をつけています。栄養も嚥下もどちらも気をつけるって，なかなか難しいですね。

A
嚥下障害がある方の中には，脳卒中などの病気からさまざまな障害を抱えていらっしゃる方も多くみられます。脳卒中の原因の一つに生活習慣病があり，糖尿病や高血圧症などの管理と再発予防は非常に重要です。嚥下食になることで，栄養価は通常の食事よりも8〜9割に減少してしまうことから，低栄養状態にならないように気をつけるということはよく言われますが，その一方で，血糖のコントロールや血圧，脂質代謝のコントロールも重要です。摂食嚥下機能によっては，1食に必要な栄養量を食べることができる場合と，補食も利用しながらなんとか食べているという場合では，食事のとり方も変わってきます。服薬状況や1回の食事に対する疲労度や誤嚥のリスクを勘案しながら，1日の食事回数を

決め，主食の量をある程度決めたうえで，副食のパターン（肉や魚の使用量，いも類摂取量など）の目安を示したいところです。

嚥下食となると，どうしても繊維質の食品や肉・魚類がとりにくく，いも類や豆腐などが食べやすいため，同じような食品が食卓に並びがちです。炭水化物中心の食事とならないように，ミキサーなどもうまく使って，より多くの食材を使って調理できるといいですね。間食は甘味ものばかりにならないように，工夫も必要です。あとは，主治医の先生と採血など定期的に行い，相談していきましょう。

★バランスのよい食事
　　主食：粥（ごはん），パン粥（パン），麺類，パスタなど
　　主菜：肉・魚・卵・大豆製品，乳製品など
　　副菜：緑黄色野菜，淡色野菜，きのこ類，海藻類，こんにゃくなど

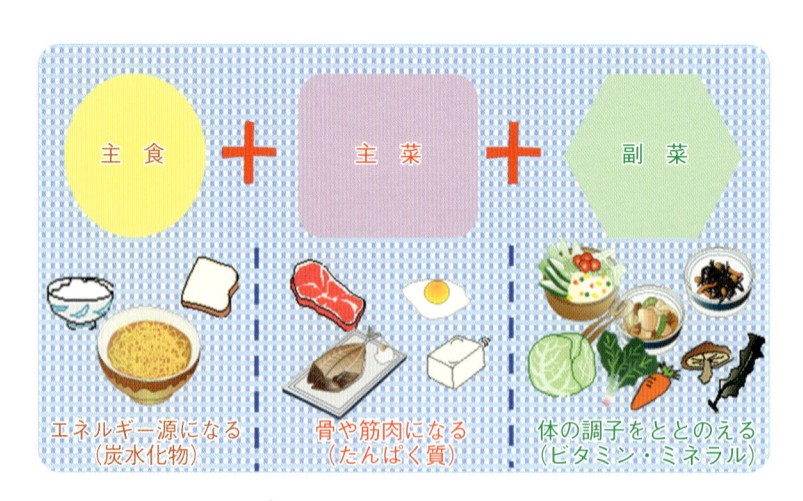

バランスのよい食事とは？

Q63 出された嚥下食は全部食べているのですが，なかなか体重が増えません。なぜでしょうか？

A 体重が増えるためには，①十分な食事量（栄養量）が確保できている，②食べているものを適切に消化吸収できている，③熱発や感染症，褥瘡（床ずれ）などエネルギーの消耗がない，④呼吸不全やがんなどの代謝障

害がない，⑤過度なリハビリや徘徊などの活動量の増大がない，などの条件が必要です．要は，食べる量と消費量のバランスであり，それが見合わないと栄養状態は過剰にも不足にも陥るのです．

出された嚥下食を全部食べているとのことですが，体重が増えないということは，上記のどこかに原因がある可能性があります．③〜⑤などの要素がある場合には，みかけ以上に消費量が多く，食事提供量が不足しているということも考えられます．1食のボリュームが増えてしまうと時間がかかり，疲労などから誤嚥のリスクが高くなってしまう場合には，全体量を増やさず，栄養価を上げたり，補食を利用して，食べる回数を増やすなどの工夫が必要です．意外に全粥だけでは十分なエネルギーは確保できず，副食をいかにしっかりと食べていただくか，ということもポイントです．栄養価を上げるには，ミキサーにかけるときに，だし汁などの水分を加えるのではなく，油脂や卵，はんぺん，粥ゼリーなどをつなぎにするなど工夫してみましょう．

関連レシピ たらのかぶら蒸し ➡ P.56, 焼き塩さば ➡ P.58, ハンバーグ ➡ P.60, ぶり大根 ➡ P.62

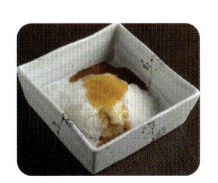

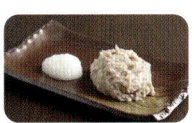

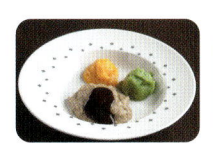

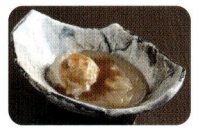

Q64 3食にコップ1杯のお茶をつけ，それは必ず飲んでくれますが，間食の習慣はなく，それ以外にお茶を飲む機会がありません．まぁ，それでも特に問題ないので，大丈夫かなと思っています．

A 水分摂取についても，嚥下食では大きな課題です．嚥下障害になると，脱水のリスクは常に抱えていて，飲めていると思っても，急な気温の変化などに身体が対応できず，最近では高齢者の室内での脱水症も問題になっています．特に3食でしか，お茶を飲む機会がないということであ

れば，1日の飲水量は 300〜600 ml 程度であり，夏場でこれでは脱水の危険性大です。さまざまな疾病を抱える中で，一般的にどれだけとお伝えするのは危険かもしれませんが，食事以外の水分補給として，1日 1,000 ml は目標に飲んでいただきたいところです。

水分摂取状況の目安は排泄状態です。排尿の量，回数，色，においなど，観察できる事柄は多く，水分が不足してくれば，必ず排尿状態の変化がみられるはずです。食事とともに排泄状態を把握することも意識しておくとよいでしょう。なお，心不全などの疾患により，水分制限をされている方は，主治医の指示に従うようにしてください。

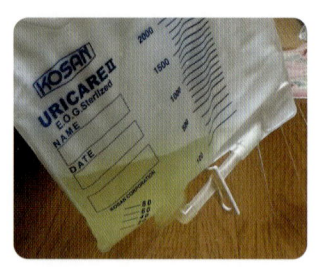

排尿の量，色，においもチェック（トイレ，オムツ，カテーテルなど）

Q65 認知症がある方の，食事介助をしています。認知症の方に接するときのポイントはありますか？

A 認知症の食に関する周辺症状には，食事の失認，拒食，傾眠，偏食，詰め込み，手づかみ，早食い，徘徊，丸呑み，異食，盗食，昼夜逆転，興奮・妄想・大声・暴言・暴力などが挙げられます。ここには，食事摂取量の低下や食べむら，拒食や偏食による栄養問題と，口のため込みや飲み込むまでの時間延長，早食い・異食などによる誤嚥や窒息などのリスク，盗食や大声・暴言・暴力などのコミュニケーション問題など，非常に幅広い問題が含まれています。咀嚼や嚥下機能に問題がある人には，それに対応した食形態が必要ですが，それ以上に食べる場所や食器の使い方，姿勢や食事の介助法など，その環境配慮も大きなアプローチとなります。

認知症のケアとして「ユマニチュード」という技法があります。ユマニチュードとは，知覚・感情・言語による包括的コミュニケーションに基づいたケアの技法です。考案者は，「人は，他者によって認められること

が人間の尊厳の源である」としており，目の前にいる認知症のある方を「個人」として尊重し，「見る」「話しかける」「触れる」「立つ」の4つの援助を柱として，ケアを進めていきます。食事介助場面の例を挙げておきます。

> 食事を出したのに，視点が合わない＝食べる準備ができていない

「見る」
→対象者と目線を合わせる
→目が合わないときは，介助者から自分の顔を移動させ目線に入る
→そこに嚥下食を移動してみせる

「話しかける」
→嚥下食のメニューを伝える
→口を開けてください，よく噛んでください，しっかり飲み込んでくださいなどの摂食動作の声をかける

「触れる」
→食前の嚥下体操でスキンシップする
→食事介助時のスプーンを通して口唇圧を感じる
→少しでも自分で食べられるならば，一緒に食具をもって介助する

「立つ」
→ベッド上での食事ではなく，車いすに移乗し食べる
→車いすから椅子に移乗し食べる
→安楽で誤嚥を防ぐ姿勢を調整し食べる

Q66 食事は自分では食べられず全介助です。何かポイントはありますか？

A 食事介助をするにあたり，姿勢の調整や食具の選択など，普段何気なく私たちが行っている食べるための環境作りを行います。さらに，覚醒しているかどうか，口腔内の状況はどうか，痰がからんでいないか，食欲はあるかどうかなどを観察しながら，食事介助していきます。食事介助

では，口の開閉，咀嚼や食塊形成＊，喉頭挙上＊＊，飲み込むまでの時間，飲み込んだ後の様子など，常に観察しながら介助していきます。

また，介助する側の位置によっても食べさせやすさが変わってきます。麻痺がある場合は麻痺のない側から介助したり，右利きの方は右側から介助するなど，その位置にも留意してみましょう。立って介助すると目線が高くなってしまい，そのぶん顎が上がってしまい，誤嚥しやすくなります。必ず目線の高さを合わせ，介助するようにします。

＊食塊形成とは，口の中で咀嚼をしながら，飲み込みやすい一つの塊を作ることをいいます
＊＊喉頭挙上とは，飲み込むとき（嚥下反射時）に，のどぼとけが上に上がることをいいます

Q67 食事をするときは，どのような姿勢が正しい姿勢ですか？

A 食事姿勢には，身体機能や嚥下状態により，座位がとれる場合とリクライニング位（車いすやベッド）での食事などがあります。座位では，しっかりとかかとをつき，背中をつけ，1～1.5m先に目線を作ります。椅子が深いときはクッションなどを用いて背もたれに入れ，姿勢を安定させます。リクライニング車いすやベッド上であっても，そのポイントは同様で，腰が深く入らず，ずっこけた姿勢になっているのはよくありません。30度まで姿勢を倒すときには，顎が上がらないように枕やタオルで首の位置を調整します。

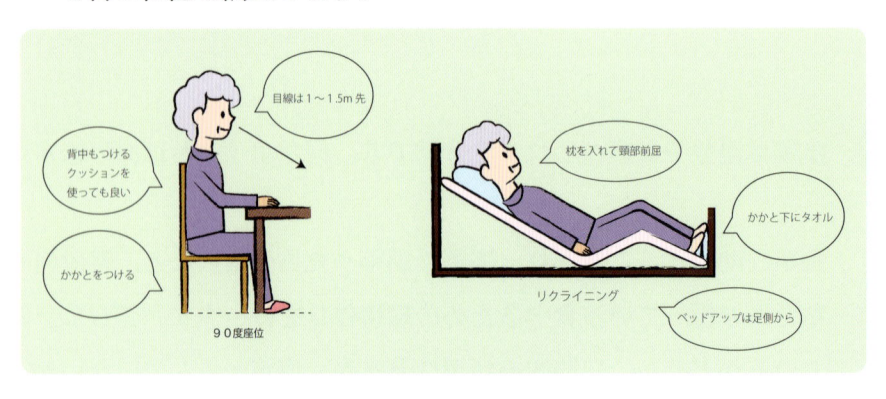

食べるときの食事姿勢

第5章 ● こんなときどうする？ そこが聞きたい！ 嚥下食Q&A

Q68 どんなスプーンを選ぶといいのですか？

A スプーンには，カレースプーン，ティースプーンなどのように，さまざまな大きさ，形，深さ，材質（ステンレス，シリコン，プラスチックなど）などがありますが，自分で食べるのか，食事介助に使用するのかにより選び方は異なります。大きさは，大きいものだと一口量が多くなるため，ティースプーンなどを勧められますが，自分で食べるには柄が短く，食べにくいものです。口唇がうまく閉じられないときは，少し浅いものを選んで捕食（口唇閉鎖）を意識させたりすることもあります。また，咬反射が強かったり，口の開け方が小さいときはシリコンタイプのスプーンを選んでもいいでしょう。自助具には，さまざまなタイプがあり，小さいものでも，柄を太くしたり，先を曲げたりできるものもあります。

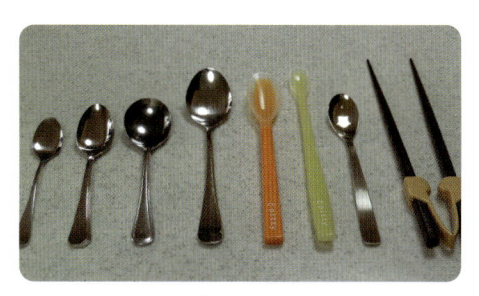

さまざまなスプーン

Q69 食事介助のポイントを教えてください。

A 食べるということは，食べものの認知，捕食，咀嚼と食塊形成，咽頭への送り込み，咽頭から食道への移送（嚥下反射），食道から胃への送り込み（食道通過）という流れがあります。食事介助をするときも，この流れを意識し，口の動きを観察しながら介助していきます。スプーンは，できるだけ唇の正面からしっかりと口に入れ，上唇に自然にそわせながら，相手の呼吸に合わせて引きます。このとき，スプーン全体を舌の中

央に入れないと，すすり食べや，ため込みの要因になってしまったりします。スプーンが大きすぎると，口の中に入りきらなくなるので，適切なスプーンを選びましょう。

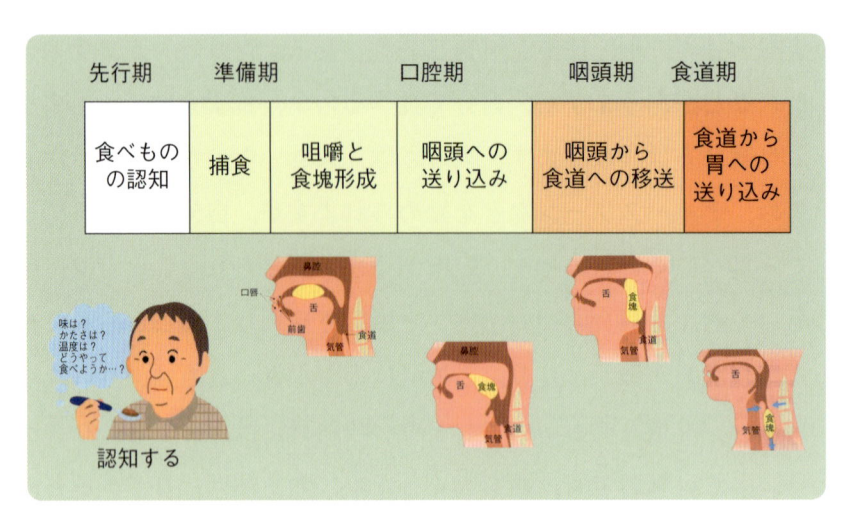

先行期	準備期	口腔期	咽頭期	食道期
食べものの認知	捕食	咀嚼と食塊形成	咽頭への送り込み	咽頭から食道への移送	食道から胃への送り込み

食べるときのプロセス（嚥下5期モデル）

Q70 交互嚥下って何ですか？

A 交互嚥下とは，飲み込みやすいものと口やのどに残りやすいものを，交互に飲み込むことを指します。蒸かしいも（飲み込みにくいもの）を食べているときにお茶（残りにくいもの）を飲むなどという行為も，交互嚥下ですね。口やのどに残ったままどんどん食べていくと，残留したものが気管に入りやすく，誤嚥のリスクは高くなります。そのため，口やのどに残りやすいものを食べた後は，数口に1回，飲み込みやすいものを食べ，口やのどのお掃除をしながら食べるようにします。食べる（食べさせる）順番が大切だということです。

Q71 飲み込んだかどうかは，どうやってみればいいのですか？

A 一般に「ごっくん」と飲み込む動作に要する時間は，約0.6秒といわれており，あっという間です。この飲み込む動作では，のどぼとけが上下に動くため，この動きを確認するのが確実です。目でみて確かめられるように，まずは指でのどぼとけをやさしく触り，「ごっくん」と飲み込んでみてもらい，その動きを確認してみてください。食事中にエプロンなどで，のどを隠してしまうと，ののどぼとけの動きは見えなくなってしまいます。エプロンやタオルのあて方にも配慮が必要です。

なお，飲み込むときに，「ごっくん」と大きな音を立てることは，飲み込めてはいても，その後にむせたり，食べものがのどに残っている場合がありますのでご注意ください。

Q72 あまり口を開けてくれません。何かよい介助方法はありますか？

A 口が開かない，食べてくれない…悩ましいですね。口が開かないのはなぜでしょうか。食欲がない？　おなかが空かない？　好みの味ではない？　いま飲み込もうとしている？（嚥下反射時には，口は閉じようと

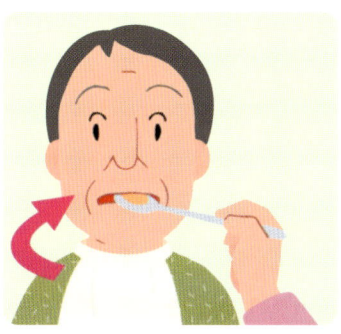

スプーンをスライドさせる介助
（スライド法）
＊口元にスプーンをもっていく（スプーンの向きは横）→横にスライドさせて介助

します)。実はさまざまな原因がありますので，まずはその原因を探るようにしましょう。それでもなかなか口が開かない場合には，スプーンを口の前に横にしてもち，そのまま横にスライドさせて口の中に入れます。通常の介助のようにスプーンを縦に使った場合，高さが必要になり，ある程度，口が開かないと入りません。スプーンを横に使うことで，あまり口を開けることが少なくても，口の中に取り込んでもらうことができます。

Q73 嚥下食を口にすると，もぐもぐと動きはあるのですが，そのうちすぐ動きはとまってしまい，口にため込んでしまいます。何かよい介助方法はありませんか？

A 咀嚼の動きがとまってしまう場合には，スプーンをしっかりと舌の中央まで口の中に入れ，スプーンの背で軽く押すような刺激を与えて，引いていきます。口の動きがとまってしまったのに，開口するからといって，次々にスプーンで食べものを入れてしまっては，どんどんため込む量が多くなります。2口目以降で，まだ口の中にたくさん残っているときは，空のスプーンを口の中に入れ，同様にスプーンの背で軽く押すような刺激を与えます。それでもなかなか難しい場合は，専用の介護食器やアクアジュレパウチ専用詰め替えボトル（株式会社フードケア）などを用いて，舌の中央より奥や口角にそわせて入れてみるやり方もあります。

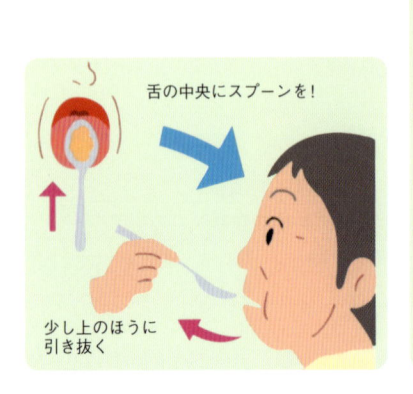

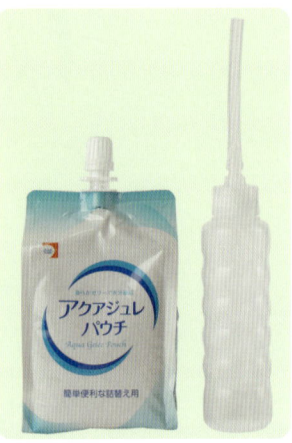

Q74 むせたとき，どうやって対応したらいいのですか？

A むせは悪いものと思われがちですが，食べる機能が低下してくると，喉頭侵入や誤嚥のリスクは高くなるので，むせは誤嚥物を吐き出してくれる行為で，身体の大事な防御反応です。食べている様子や食べる機能を観察するだけではなく，むせについても評価します。

まずはどんなものでむせたか，どんな姿勢のときにむせたか，自分で食べていたのか・介助されていたのか，一口量は多くないか，食べるペースは速くないかなどの条件を確認します。さらに食べ始め・後半などいつむせ始めたか，飲み込んだ直後のむせのタイミング（むせの遅れはないか），むせの大きさ・強さ，乾いているのか痰がらみがあるのかなども観察します。むせた原因がわかれば，その対応をするようにします。さらに**「しっかりとむせられる」**という身体機能を維持することも大事であり，普段から声を出す，歌を歌う，咳払いの練習をしておく，玩具などの風車を回す・吹き流しを吹くなどの呼吸リハビリも，生活の中に取り込んでおくとよいでしょう。

Q75 むせない誤嚥ってあるのですか？

A あります。通常は，喉頭や気管に異物が侵入すると「むせ」が起きますが，この感覚が弱く，誤嚥しているのにまったくむせないのです。これは通常ではわかりにくく，VF（嚥下造影検査）などの専門的な検査でないと見つけることができません。むせはないが，食事中に声が変わる，痰がからみやすい，熱が出やすいなどの症状があったときには，かかりつけの医療関係者に相談してみるとよいでしょう。

129

Q76 しっかりと座位が保て，スタンダード型の車いすに乗っています。でも，食べるときは頭を倒して，リクライニングの姿勢をとるように指導されました。なぜですか？

A 姿勢により，誤嚥のリスクが異なるということがわかっています。座るという機能だけではなく，食べものを咀嚼し，送り込むためには，口腔機能，舌の動きなども重要であり，座位ではなく，リクライニング位をとることで，誤嚥せず食べられる場合があります。特に食塊移送不良の場合は，食べもの（食塊）をのどに舌で十分に送り込むことができないために，口にため込んでしまうということがあります。そこで，車いすのティルト機能*とリクライニング機能を使ったり，ベッドアップの状態で食べることを推奨することがあります。

*ティルト機能とは，座面と背もたれが一定の角度を保ったまま，同時に後ろへ倒れる機能

Q77 お茶や汁ものなど，水分系のものは口にため込んでしまいます。何かよい方法はありますか？

A 食べるプロセスには嚥下5期モデルだけではなく，プロセスモデルという概念があり，液体嚥下と咀嚼嚥下の2つのパターンは異なります。咀嚼嚥下では，咀嚼をしながら舌を使って少しずつ，のどのほうに食べもの（食塊）を送り込みますが，液体は嚥下反射と同時に，一気に口からのどに送り込まれます。そのため，咀嚼しながら食べることには特に問題がなくても，水やお茶などのサラサラの液体は，口にため込みやすく，なかなかのみ込めない場合があります。

この場合には，飲みものにほんの少量のとろみ調整食品を加えて飲んでもらいます。少量でも，とろみをつけることで，飲み込むタイミングがとりやすくなります。

Q78 食べ始めはいいのですが，後半になるとむせ始めます。何かよい対応はありますか？

A むせは食べ始めにむせるときと，食事の後半にむせるときがあります。食べ始めのむせは，十分覚醒していなかったり，認知できていなかったり，食べる準備ができていないことが多くあります。食前の嚥下体操などの準備運動をしてから，食べ始めるようにしましょう。食事の後半でむせる場合は，最初にととのえた条件が崩れていることや，疲労などが原因です。食べ始めはよかったのに，そのうち左右に身体が傾いてしまい，その状態で食べているということが原因でむせ始めた，などということもあります。また食べ終わりが近づき，つい一口量が多くなってしまった，などということもあります。最初にしっかりと条件をととのえてから食べ始めても，途中で変わってくる場合もありますし，食べる動作により疲れてきてしまい，むせやすくなる場合もあります。よく観察し，時々修正するようにしましょう。

Q79 誤嚥予防や口から食べるために，口腔ケアが大事だと聞きました。しっかり歯磨きをしておけばいいということですか？ 義歯を使っていますが，1日1回しっかりと薬液に浸けておけばいいでしょうか？

A 口腔ケアには，器質的口腔ケアと機能的口腔ケアの2つの意義があります。単に口の中をきれいにするということだけではなく，口の機能を保つ，高めるという意味です。それぞれ感染予防や，間接訓練，口腔リハビリを目的に行っていき，例えば，うがいをするという行為も，単に口に水を含み，吐き出すというだけではなく，ブクブクと頬を動かすことを意識して実施するだけで，機能的リハビリの視点が加わります。

このように，歯磨き，舌磨き，粘膜ケア，うがいなども機能的介入の目的を意識して行っていくといいでしょう。また，おいしく味わうために

は，料理をのせるお皿と同様，義歯も毎食後は必ず洗うようにしましょう．詳しくは，かかりつけの歯科医や歯科衛生士にご相談ください．

口腔ケアの目的と介入方法

種　類	目　的	内　容
器質的口腔ケア	感染予防	・歯牙，歯肉，顎堤（がくてい），舌，粘膜，義歯の清潔維持を目的としたケア ⇒うがい，歯磨き，舌苔の清掃，義歯清掃
機能的口腔ケア	間接訓練 口腔リハビリ	・食べたり話をしたり呼吸するときに使う口腔諸器官に対する口腔機能の回復維持を目的としたケア ⇒リラクゼーション，口腔周囲筋群の運動訓練，呼吸訓練，寒冷刺激法，構音・発声訓練

Q80 複数の種類のお薬が出ていて，食事のたびに苦戦します．錠剤と顆粒のタイプがあり，そのままでは飲めないので，お粥やおかずに混ぜたりして，なんとか飲んでもらっています．何かよい方法はありませんか？

A 咀嚼や嚥下が困難になってくると，食事や水分だけではなく，服薬でも苦労しますね．錠剤を砕いたり，カプセルの中身を出したりして，お粥やおかずに混ぜたりされている方も多いようですが，食事の味が変わってしまい，かえって服薬拒否や食欲低下につながってしまう場合があります．錠剤の場合は，ゼリーの中に埋め込んで飲んでもらうなどの工夫もあります．

服薬は食前や食後など飲むタイミングがありますが，食後で咽頭や食道でとまってしまっているなどということがないように，食後にこだわらず，食事の途中で飲んでいただく場合もあります．食べものとの相互作用がある場合もありますので，詳しくは，かかりつけ薬局の薬剤師にご相談ください．

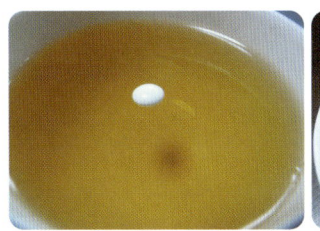

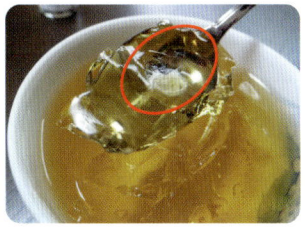

服薬時のゼリーの活用
ゼリーに埋め込む

> **コラム**
>
> 「ニーズと行動変容」
>
> 　体重減少が顕著で，なんとかしてほしい。そんな訴えでの訪問依頼があります。体重減少の原因は，摂食嚥下機能の低下による食事摂取量の低下もしくは，食事時間の超過などです。1回の食事時間は，60〜120分とかなり長くなっています。アセスメントをしていくと，食事形態は，米飯，普通食（家族と同じ食事）であり，やわらかく，飲み込みやすくするための調理の工夫を伝えても，次の訪問では，やっぱり米飯，普通食と改善されていません。変わらない原因はいろいろありますが，その一つに，「時間がかかっても食べられているから…」と言われてしまうこともあります。
>
> 　訪問前のニーズでは，食べられないこと，食事時間が長いことをなんとかしたい，というニーズがあるにもかかわらず，「低栄養」というもののリスクを十分理解してもらえず，どうしたら行動変容につながるだろうかと考えます。こちらの伝え方や介入に問題はないだろうか，調理の工夫といっても，その手間が大変なのだろうか。かといって，市販されている高栄養ドリンクやプリンなどの利用も，それほど積極的ではありません。
>
> 　今，きちんと立て直しておかないと，今後厳しい状態がやってくる。私たちに先がみえていても，相手にその先をイメージさせなければ前には進めないのです。

参考文献

①江頭文江（著）：在宅生活を支える！これからの新しい嚥下食レシピ．三輪書店，2008

②藤谷順子（監），江頭文江（著）：図解 かみにくい・飲み込みにくい人の食事．主婦と生活社，2014

③斎藤一郎（監），多田鐸介（著）：食べる喜びを 新・介護食レシピ．阪急コミュニケーションズ，2008

④藤島一郎，栢下 淳（監）：経口摂取アプローチハンドブック（ヘルスケア・レストラン別冊）．日本医療企画，2015

⑤川平秀一（著）：ポリ袋レシピ―油を使わずヘルシー調理！．泰文堂，2012

⑥川平秀一（著）：油を使わずヘルシー調理 ポリ袋レシピ2．泰文堂，2013

⑦五島朋幸，篠原弓月（著）：口腔ケア○と×．中央法規出版，2013

⑧本田美和子，イヴ・ジネスト，ロゼット・マレスコッティ（著）：ユマニチュード入門．医学書院，2014

⑨吉田貞夫（編）：認知症の人の摂食障害 最短トラブルシューティング―食べられる環境，食べられる食事がわかる．医歯薬出版，2014

⑩若林秀隆（編著）：リハビリテーション栄養 ハンドブック．医歯薬出版，2010

⑪若林秀隆（編著）：リハビリテーション栄養 Q&A．中外医学社，2013

【著者プロフィール】

江頭文江

福井県生まれ。地域栄養ケアPEACH厚木 代表
静岡県立大学短期大学部食物栄養学科卒。社会福祉法人聖隷福祉事業団聖隷三方原病院にて，嚥下食の研究や摂食嚥下障害者の栄養管理を行う。現在は開業医と連携し，在宅訪問栄養指導や外来栄養相談，離乳食教室など，赤ちゃんから高齢者まで地域に根ざした栄養サポートを行っている。日本摂食嚥下リハビリテーション学会評議員。

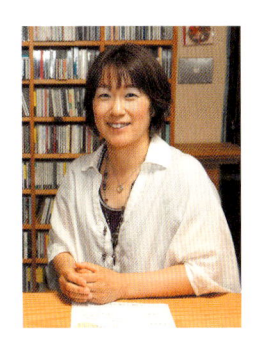

著書に『チームで実践 高齢者の栄養ケア・マネジメント』(中央法規出版，2010)，『在宅生活を支える！これからの新しい嚥下食レシピ』(三輪書店，2008) など。

受賞：第28回神奈川県栄養改善学会賞「開業医との連携による地域栄養サポート活動」，第32回神奈川県歯科保健賞，第76回日本栄養改善学会奨励賞「訪問栄養指導対象者の現状分析と転帰に関する研究」

料理制作協力：宮脇貴美子・荒井真理子（地域栄養ケアPEACH厚木）
装　　丁：株式会社イオック
撮　　影：酒井和彦

おうちで食べる！
飲み込みが困難な人のための食事づくり Q&A

発　行	2015年9月10日　第1版第1刷©
著　者	江頭文江（えがしらふみえ）
発行者	青山　智
発行所	株式会社　三輪書店
	〒113-0033　東京都文京区本郷6-17-9　本郷綱ビル
	☎03-3816-7796　FAX 03-3816-7756
	http://www.miwapubl.com
印刷所	三報社印刷　株式会社

本書の内容の無断複写・複製・転載は，著作権・出版権の侵害となることがありますのでご注意ください．
ISBN978-4-89590-527-5 C3047

JCOPY 〈(社)出版者著作権管理機構 委託出版物〉
本書の無断複製は著作権法上での例外を除き禁じられています．複製される場合は，そのつど事前に，(社)出版者著作権管理機構（電話 03-3513-6969,FAX 03-3513-6979,e-mail:info@jcopy.or.jp）の許諾を得てください．

■ 知らず知らずのうちに危険な嚥下食になっていませんか?!

在宅生活を支える!
これからの新しい嚥下食レシピ

江頭 文江（地域栄養ケアPEACH厚木 代表）

地域に密着し、赤ちゃんから高齢者まで豊富な訪問栄養指導の経験を持つ著者が贈る、これからの新しい嚥下食レシピが誕生しました!

「入院前までは普通食を食べていたのに、入院したらミキサー食になってしまった」「食べる時間が1時間もかかってしまう」「食事中に激しくむせてしまう」「調理時間の短縮方法はないかしら」「お肉を安全に食べさせたい」

在宅で食べることに困っている方のこんな想いと疑問にすべて応えます! 安心して食べるための基礎知識、みんなが聞きたいQ&A、そして在宅ならではの調理の裏技も満載!

医療職、介護職、そしてご家族の方にも必読の一冊です。

■ 主な内容

第1章 嚥下食! 常識のウソ! ホント!
Q1 きざみ食は嚥下食に適している?
Q2 飲み込む機能が低下した人にとって、一番飲み込みやすいのは「水のようなサラサラした液体」である?
Q3 とろみをつければ安全である?
Q4 嚥下食はおいしくない?

第2章 安心して食べるために知っておきたい基礎知識
1. 口の働きを知る―食べる、しゃべる、息をする
2. 当たり前になっている「食べる」ということ―体験してみよう
3. どうして飲み込みにくくなるのか
4. 飲み込む力はどのくらい?―見極めのポイント
5. おいしく食べる3要素
  ―料理、食べる機能や食環境、心身の安定と健康
6. おいしく食べる口作り
7. 食前の準備運動
8. 嚥下食って何だろう?
9. 食べ方、食べさせ方のこんなコツ
10. 「むせ」と「詰まらせる」を混同していませんか?
   対処法を知っておこう
11. 誤嚥を防ぐ口腔ケア
12. 栄養や水分も過不足なく!

第3章 安心して食べるためのチェックリスト
1. 毎回食べる前に行いたいチェックリスト
2. 食べる機能の低下を早く発見するために、日頃から意識していたいチェックリスト

第4章 嚥下食作りのポイント
1. 飲み込みやすくするための調理の工夫
2. 切り方の工夫で噛みやすくする
3. 大きさではなくかたさに注意!
4. パサパサ料理は飲み込みにくい
5. 油脂を加えて口当たり滑らかに
6. つなぎの利用! 食塊をイメージしよう!
7. とろみをつける
8. 市販食品はこう扱う!
9. ミキサーの種類と扱い方のポイント
10. 目で見て食欲アップ! おいしく食べる

第5章 嚥下食レシピ
レシピNo.1 鶏団子の雑煮
レシピNo.2 パンプリン
レシピNo.3 あんかけチャーハン
レシピNo.4 白粥（のり佃）
レシピNo.5 れんこん焼売
レシピNo.6 牛肉の野菜巻き
レシピNo.7 豚肉の角煮
レシピNo.8 白身魚のかぼちゃ包み
レシピNo.9 鮭とホタテのテリーヌ
レシピNo.10 照り焼きハンバーグ
　　　　　　&にんじんグラッセ
レシピNo.11 えびしんじょ
レシピNo.12 茶碗蒸し
レシピNo.13 温泉卵&わかめソース
レシピNo.14 ふろふき大根のツナ味噌
レシピNo.15 なす酢味噌和え
レシピNo.16 長いもサラダ
レシピNo.17 乾麺のゼリー寄せ
レシピNo.18 かぶの肉詰め
レシピNo.19 ひじきの白和え
レシピNo.20 トマトのフレンチサラダ
レシピNo.21 ほうれん草のごま和え
レシピNo.22 納豆のおろし和え
レシピNo.23 アボカドとまぐろのサラダ
レシピNo.24 いわしつみれ汁
レシピNo.25 ポタージュスープ
レシピNo.26 スイートポテト
レシピNo.27 ずんだもち風
レシピNo.28 りんごコンポート
レシピNo.29 豆乳プリン
レシピNo.30 お茶ゼリー

第6章 こんなときどうする? みんなが聞きたいQ&A
Q1 食材別に、使える食材とそうでない食材の選び方や具体的な調理の工夫を知りたいのですが…
Q2 毎食、お粥の炊き上がりが異なってしまいます
Q3 食べている途中でお粥が水っぽくなるのですが…
Q4 パンが好きなのですが、いい調理方法はありませんか?
Q5 麺類を食べたいのですが、何か良い方法はありますか?
Q6 魚はいつも食べにくい気がします。良い工夫はありますか?
Q7 肉を食べたいのですが、何か良い方法はありますか?
Q8 鶏団子がうまくまとまらないのですが、どうしてでしょうか?
Q9 とうがんをやわらかく煮たのに、かたいと言われてしまった。どうしてでしょうか?
Q10 ほうれん草や小松菜など葉ものの調理の工夫の仕方を教えてください
Q11 揚げ物を食べたいのですが、良い方法はありませんか?
Q12 ひじきなどの海藻類をどうやったら食べられるのでしょうか?
Q13 じゃがいもをつぶしただけでは、ボソボソするような気がします…
Q14 寿司を食べたいのですが、どうしたらいいですか?
Q15 果物が好きなのですが、食べられる果物やその工夫の仕方を教えてください
Q16 バッククッキングって何ですか?
Q17 全然噛まないのですが、どうしてですか?
Q18 なかなか食事を食べてくれません

コラム① 電子レンジ、使いこなしていますか?
コラム② あると便利! 小さなヘラと小さな泡立て器
コラム③ ポーチドエッグ
コラム④ 日本人は麺類が大好き!
コラム⑤ 玉ねぎの使い方
コラム⑥ 練りごまの活用法
コラム⑦ おろし器
コラム⑧ アボカド
コラム⑨ ジャム
コラム⑩ プリンの話
コラム⑪ 甘くないお茶ゼリー

● 定価（本体 **1,800**円+税） B5 頁128 2008年 ISBN 978-4-89590-312-7

お求めの三輪書店の出版物が小売書店にない場合は、その書店にご注文ください。お急ぎの場合は直接小社へ。

〒113-0033
東京都文京区本郷6-17-9 本郷綱ビル

三輪書店

編集 ☎03-3816-7796　FAX 03-3816-7756
販売 ☎03-6801-8357　FAX 03-6801-8352
ホームページ → http://www.miwapubl.com

■これからのケアプラン作成に必要な嚥下障害の知識がよくわかります！

ケアプランに活かす
嚥下障害イラストブック

編　武原 格（国際医療福祉大学化学療法研究所附属病院）

　昨今、退院後の在宅生活をできるだけ快適に過ごすうえで、嚥下機能への関心が高まり、他職種によるチーム連携での取り組みが活発になっている。ケアプランを作成するケアマネジャーにとっても、地域の医療関係者と関係を築き、その専門性を理解し、利用者の身体の状態にそった適切なケアプランを作成するために、一定の嚥下障害の知識が必須である。

　本書は、①はじめに知っておきたい基本知識、②利用者さんから嚥下のことを相談されたら、もしくは疑うとき、③家族や介護者にもできる口腔ケア・嚥下リハビリと注意点、の3つの章からなっており、ケアプラン作成に知っておきたい嚥下障害に関連する知識を、イラストを用いてコンパクトにまとめたものである。嚥下障害の知識だけをまとめており、ケアマネジャーはもちろん、訪問に関わる看護師、作業療法士、理学療法士、介護士などにもそのまま役立つ内容となっている。明日からの他職種連携に自信が持てる1冊。

■ 主な内容 ■

第1章　初めに知っておきたい基本知識
1. 飲み込みのしくみを知ろう
2. 飲み込むことを難しくさせている原因を知ろう
3. 利用者の身体の状態を知ろう ―何をみる？
4. 口の中の状態を知ろう ―口を開けると何がみえる？
5. 飲み込みの異常に気づくポイントは？
6. スクリーニング検査について知ろう
7. 病院で行われる検査について知ろう
8. お薬が飲み込みに与える影響を知ろう

第2章　利用者さんから嚥下のことを相談されたら、もしくは疑うとき
1. 相談からの一連の流れ
2. 嚥下障害などの困りごとをケアプランに組み込むとき
3. 病院に相談する前に ―ここは押さえておこう
4. 訪問言語聴覚士の仕事を知ろう
5. 知っておくと便利な相談窓口

第3章　家族や介護者にもできる口腔ケア・嚥下リハビリと注意点
1. 口腔ケアの実際
2. 自宅でできる「食べる練習」
3. 「食べる」を支える介助のコツと注意点
4. 知っておきたいリスク管理について
5. 胃瘻周囲の皮膚トラブルへの対処
6. 下痢への対応はどうする？

嚥下関連用語集

● 定価（本体 2,200円＋税）B5　104頁　2015年　ISBN 978-4-89590-513-8

お求めの三輪書店の出版物が小売書店にない場合は、その書店にご注文ください．お急ぎの場合は直接小社に．

〒113-0033
東京都文京区本郷6-17-9 本郷綱ビル

三輪書店

編集✆03-3816-7796　FAX03-3816-7756
販売✆03-6801-8357　FAX03-6801-8352
ホームページ：http://www.miwapubl.com

■ 見てわかる！誤嚥性肺炎を防ぐ決め手

図解 ナース必携 誤嚥を防ぐ ポジショニングと食事ケア
食事のはじめからおわりまで

編集　迫田 綾子（日本赤十字広島看護大学客員教授）

　あなたの患者さんは、食事場面で体が傾いてはいないだろうか。顎があがったまま、食事をしようとしてはいないだろうか。

　2012年（平成23年）人口動態統計の死亡数・死亡率の死因順位では、第3位が肺炎となり、長くその地位にあった脳血管疾患を抜いた。高齢による死因での肺炎の比重が増してきていることがうかがえる。本書では、安全に食べるために必要な嚥下のメカニズム等の基礎知識、「ポジショニング　5つのポイント」やアセスメントの進め方等を解説、一読すれば実際に誤嚥を防ぐポジショニングができるようになる構成となっている。食事時の適切なポジショニングは、対象者の自立を促し、誤嚥を予防し、ひいては命を守ることにつながる重要なケアであることは、臨床知として認識されるものだろう。患者さんの安全を守り、さらに療養中の楽しみでもある食事を通して、豊かな生活を支えるスキルを得られる1冊である。

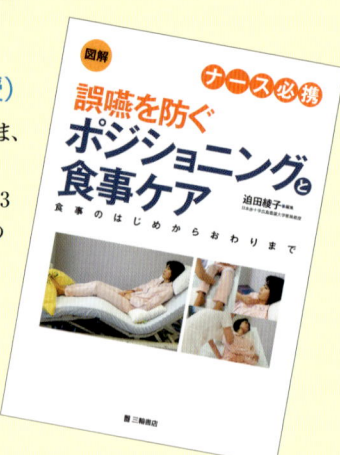

■ 主な内容 ■

誤嚥を防ぎ，安全に食べるための　ポジショニング　5つのポイント
ポジショニングで知っておきたいメカニズム

第1章　おさえようポジショニングの基本
① 食事におけるポジショニング
② 摂食・嚥下のメカニズム
③ 誤嚥
④ ポジショニングにおける倫理的配慮

第2章　食事時のアセスメント
① 食事時のアセスメントの進めかた

第3章　ポジショニングの実際
① ベッドでの姿勢を整える
② ベッド上での食事時のポジショニングと介助
③ ベッド上端座位のポジショニング
④ 車いす上座位でのポジショニング（シーティング）
⑤ 在宅における食事のポジショニング

第4章　食事援助のポイント
① 自力摂取をめざした安全な食事援助
② 誤嚥リスクとケア
③ 窒息時のケア
④ 患者・家族指導
⑤ 増粘剤と使用方法

第5章　食べるための口腔ケア
① 口腔ケア
② 口腔ケアの方法
③ 食前の口腔ケア
④ 食後の口腔ケア

第6章　嚥下障害がある患者の服薬
① 服薬とリスク管理
② 安全な服薬法
③ 与薬時のポジショニング

第7章　ポジショニング・トレーニング
① 身体が足元にずれた
② ベッドと腰の位置が合わない
③ 介助が不十分で頸部が伸展
④ 見守りから食事介助移行が不適切
⑤ 足底に力が入らない
⑥ 身体が傾く
⑦ 食事介助で患者の頸部が伸展

付　録
① 嚥下体操
② 口腔ケアのための必要物品の選択
③ 自立のための便利用品
④ ポジショニングに使用する便利用品

コラム
● ポジショニングで変わった看護観
● やったつもりのポジショニング
● ポジショニングで患者の意欲向上
● 総義歯での食事
● 精神疾患と拒薬

● 定価（本体2,400円+税）　B5　184頁　2013年　ISBN 978-4-89590-441-4

お求めの三輪書店の出版物が小売書店にない場合は，その書店にご注文ください．お急ぎの場合は直接小社に．

〒113-0033
東京都文京区本郷6-17-9 本郷綱ビル
三輪書店

編集　03-3816-7796　FAX 03-3816-7756
販売　03-6801-8357　FAX 03-6801-8352
ホームページ：http://www.miwapubl.com

■ 嚥下リハ・口腔ケアの基本と現場での対応を集約！

生きること口から食べること [上巻]
現場で活用できる食支援ケア
―意思疎通困難・認知症・嚥下障害者への対応

生きること口から食べること [下巻]
地域における嚥下リハビリ
―嚥下評価の習得

監修　（社）全国在宅歯科医療・口腔ケア連絡会

● DVD　価格各（本体 **3,524**円＋税）

上巻：家族・看護・介護従事者向け　97分
ISBN：978-4-89590-371-4

下巻：医療者・介護従事者向け　95分
ISBN：978-4-89590-372-1

　『口から安全に食べること』は療養生活において重要な課題です。しかし、病状が重い場合や介護力が不足する在宅現場では、希望に添うことが難しくなります。このような場合にも、在宅に関わるケアチームや介護従事者や家族が安心してアプローチできるようにするために、共通認識情報を集約しました。
　上巻は、看護師・言語聴覚士・栄養士・歯科衛生士・理学療法士・作業療法士が訪問現場にて家族や介護従事者に指導する内容を、下巻は、嚥下評価を身につけたい医療者や介護関係者に向けて、背景疾患に起こりうる嚥下障害の知識を集約し、どのような評価とアプローチをするかという視点をもとに作製されました。

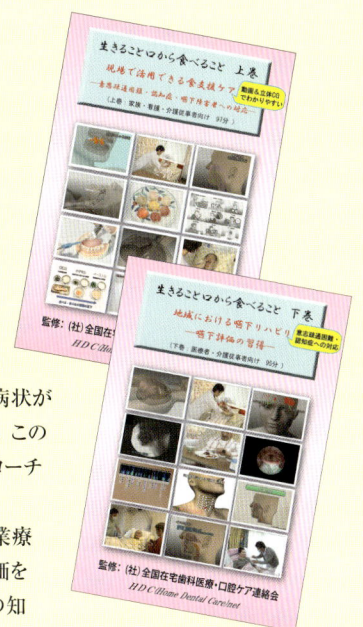

■ 主な内容 ■

[上巻]
本編：嚥下（飲み込み）障害と肺炎
- プロローグ
- 地域で生きること食べることを支える意味
- 摂食中と睡眠中の嚥下障害による肺炎
（立体CGと動画による解説）
- 嚥下障害を疑うサイン

詳細編：現場での解決方法
- 食事介助方法
（意思疎通困難・嚥下障害・認知症への対応）
- 栄養士からの食支援
（介護食と嚥下食の調理法）
- 洗口のできない方への歯磨き
（充実ケア・維持ケア・楽々ケア）
- ごっくん体操

[下巻]
本編：慢性期嚥下障害へのアプローチ
- 嚥下障害とは
- 脳血管障害・神経筋疾患・認知症の嚥下障害

詳細編：嚥下評価の習得
- 評価と頸部聴診テクニック
（頸部聴診音声収録）
意思疎通が困難な方への評価の一例
- 間接訓練と直接訓練
仮性球麻痺における直接訓練の一例
- 終末期への対応
コラム
（リスク評価・食材別調理ポイント）

お求めの三輪書店の出版物が小売書店にない場合は，その書店にご注文ください．お急ぎの場合は直接小社に．

〒113-0033
東京都文京区本郷6-17-9 本郷綱ビル

三輪書店

編集☎03-3816-7796　FAX03-3816-7756
販売☎03-6801-8357　FAX03-6801-8352
ホームページ：http://www.miwapubl.com

■ 在宅生活を支える薬の効用・副作用に気づけますか!?

在宅医療チームスタッフのための
必携 薬剤手帳！

松村 真司（松村医院院長）
下田 泰彦（松原アーバンクリニック）
山寺 慎一（菜の花診療所院長）

　施設から在宅への移行が促進される中、在宅生活における治療の中心的役割を果たしている薬剤への共通知識の共有と、医師、リハビリスタッフ、ケアマネジャー間などにおける多職種連携はますます大きなポイントとなってきている。在宅において薬剤はマニュアル通り処方されればよいものではなく、一人ひとりの生活スタイル・価値観にあった微妙なさじ加減が求められ、また上手に服薬できているか・薬の効き目はどうか・ADLの低下に薬剤が影響していないかなどの情報交換など、在宅医療チームスタッフ間での良好なコミュニケーション・連携が、患者のQOLに与える影響は大きい。本書は在宅医療に関わるスタッフが知っておきたい薬剤のポイントを、熱き3人の在宅医が多職種連携のメッセージを込めつつまとめあげた、他に類書をみない実践的な薬剤本である。

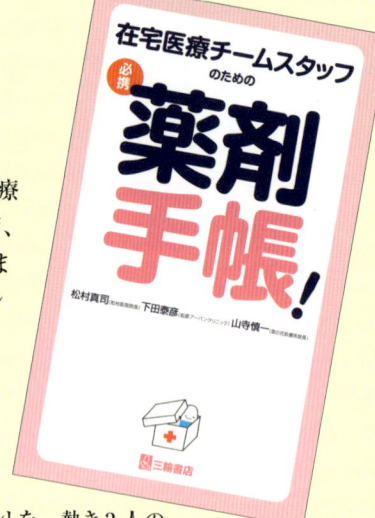

■ 主な内容 ■

1. 薬剤の分類はこの3種類と覚えてしまおう!!
2. 大切なのは薬の知識ではなく、薬に関連したコミュニケーション能力！そして患者さんの状態変化を見逃さない ― 薬の影響があるかもと考える
3. 基本は酸化マグネシウムとプルゼニド ― 下剤
4. 尿の訴えには総合判断が必要！ ― 排尿調節薬
5. 睡眠剤と多職種連携
6. 副作用には特に注意！ ― 解熱鎮痛剤
7. 在宅の痛みどめ、「麻薬」の先入観を取り払おう！ ― オピオイド系鎮痛剤
8. 生活において何を優先させるか？ ― 抗パーキンソン剤
9. 精神安定剤のさまざまな使われ方 ― 精神安定剤
10. 認知症薬はその症状の進行を遅らせる薬、治す薬ではない ― 認知症薬
11. 覚える利尿剤はこの2つ！そして普段からの観察が大事！ ― 循環器薬：利尿薬
12. ジゴキシンの副作用は特にご注意！― 循環器薬：強心剤
13. 奇跡の薬は諸刃の剣 ― 副腎皮質・甲状腺ホルモン剤
14. 抗生物質の善と悪 ― 抗生物質（1）ペニシリン系、セフェム系、マクロライド系
15. 外来や在宅医療に適した抗生物質 ― 抗生物質（2）ニューキノロン剤
16. 発症後48時間以内の投与開始がカギ！― 抗ウイルス剤
17. 逆流性食道炎に欠かせない薬―消化器薬：PPI, H2ブロッカー
18. 呼吸器病には吸入薬 ― 呼吸器薬：吸入抗コリン剤、β2受容体刺激剤、吸入ステロイド剤
19. 漢方薬との併用に注意！ ― 降圧剤（1）降圧利尿剤
20. 先を見据えてゆっくり下げていく ― 降圧剤（2）血管拡張薬、交感神経遮断薬
21. 降圧以外の目的でも使われることが多い薬剤 ― 降圧剤（3）レニン－アンギオテンシン系に作用する薬
22. 薬物相互作用に注意 ― 抗凝固剤
23. 血液さらさら薬の実情 ― 抗血小板剤
24. 食事と内服（注射）のタイミングが肝心 ― 糖尿病薬
25. 骨粗鬆症の薬
26. 薬疹?? とまずは疑ってみる ― 薬疹
27. よくある副作用1 ― 錐体外路症状
28. よくある副作用2 ― 転倒、過鎮静
29. 薬の一包化の利点と注意点
30. アドヒアランスに注目！ ― 薬剤をきちんと内服してもらうために
31. 薬の管理は多職種でサポート ― 薬は誰が管理すべき？どう管理すべき？
32. 困難事例であればあるほど多職種連携を深める大チャンス！ ― 患者さん、医師、スタッフ間のコミュニケーション
33. 薬はいったい誰のために出されているの？

● 定価（本体 2,000円+税） B6変型　頁168　2010年　ISBN 978-4-89590-352-3

お求めの三輪書店の出版物が小売書店にない場合は、その書店にご注文ください。お急ぎの場合は直接小社に.

〒113-0033
東京都文京区本郷6-17-9 本郷綱ビル
三輪書店

編集 ☎03-3816-7796　FAX 03-3816-7756
販売 ☎03-6801-8357　FAX 03-6801-8352
ホームページ: http://www.miwapubl.com